看護師長・主任が育つ

個人の成長がみえる
12の実践事例

佐藤エキ子
佐藤紀子

編著

日本看護協会出版会

編著者紹介

佐藤エキ子
（医療法人社団三成会新百合ヶ丘総合病院 看護部副院長）

聖路加国際病院附属看護専門学校卒業後、聖路加国際病院勤務。明治学院大学社会学部社会福祉学科卒業。東京都看護教員養成研修修了。1984 年米国クリーブランドクリニック ET スクール修了。1991 年米国オレゴンヘルス・サイエンス大学大学院修士課程修了。

1986 〜 1994 年聖路加国際病院 ET スクールプログラムディレクター（この間、ET ナース〔皮膚・排泄ケア認定看護師の前身〕の育成にあたる）。

2003 年聖路加国際病院副院長・看護部長、2013 年一般財団法人大原記念財団大原綜合病院特任副院長・人材開発部長を経て、2020 年より現職。その他、日本看護協会教育委員会委員長、日本看護管理学会理事長を歴任。

主な著書は『看護部が組織を変える！』『看護管理学習テキスト第 3 版：第 2 巻／第 5 巻』（いずれも分担執筆，日本看護協会出版会）『褥瘡ケア：予防、治療、在宅ケア』（編著，へるす出版）『リーダーシップとマネジメント』（監修，モーリン・サリバン著，へるす出版）『Quality Indicator［医療の質］を測り改善する：聖路加国際病院の先端的取り組み』（分担執筆，インターメディカ）『ナースがおこなう静脈注射』（編著，南江堂）『医療バランスト・スコアカードの導入のすべて』（分担執筆，生産性出版）等

佐藤紀子
（東京慈恵会医科大学 大学院医学研究科看護学専攻長・医学部看護学科教授）

東京都立広尾高等看護学院卒業後、東京都立広尾病院勤務。1979 年日本看護協会看護研修学校教員養成課程卒業。慈恵看護専門学校専任教員（小児看護学）。1983 年船橋市立医療センター勤務（小児科産婦人科内科）。1987 年日本看護協会看護研修学校看護研究学科卒業。1992 年日本大学文理学部史学科（通信教育課程）卒業。1994 年聖路加看護大学修士課程修了（看護学修士）。東京女子医科大学看護短期大学（のちに看護学部）助教授（看護管理学・成人看護学）。2001 年教授。2003 年聖路加看護大学博士課程修了。東京女子医科大学大学院看護学研究科（看護職生涯発達学）教授を経て 2018 年より現職。

主な著書は『変革期の婦長学』『看護師の臨床の「知」』『その先の看護を変える気づき』『師長の臨床』『つまずき立ち上がる看護職たち』（いずれも単著，医学書院）等

はじめに

2023年、春、新しい門出のシーズンを迎えました。

本書を手に取ってくださった皆様の職場でも、新たに看護師長や主任に任命された方がおられるでしょうか。あるいは、皆様ご自身がその立場にあって、何らかの手がかりを得ようと本書に関心をもってくださったのでしょうか。

本書のご紹介に入る前に、少し時間をさかのぼってみると、2022年末に発表された「今年の漢字」は、「戦」でした。

「戦」には多くの意味が込められていますが、この年、誰もが思い浮かべたのは、ロシアによるウクライナ侵攻でしょう。その戦いは残念ながら今も続いています。

他方、私たちは新型コロナウイルス感染症による「パンデミック」と戦ってきました。当初、感染の急激な拡大を受けて、「パンデミック」を予期していなかった医療現場は、危機的な状況に陥りました。こうした事態においては、的確な指揮やリーダーシップなど、いわゆる看護管理者の危機管理能力が問われます。

2020年7月2日、日本看護協会からは、いち早く「看護管理者の皆様へ—新型コロナウイルス感染症への対応—ver.3」が発信されました。内容は「Ⅰ. 患者・利用者を守るために」「Ⅱ. 看護職員を守るために」「Ⅲ. 看護学生への対応」「Ⅳ. 新型コロナウイルス感染症に係る診療報酬上の対応」から成っており、都度、バージョンアップされています。

そして今、日本国内の感染者数が急増した「第1波」(2020年4月〜)に伴う「緊急事態宣言の発出」から、すでに4年目を迎えようとしています。感染症法上の位置づけの見直しなど、新たな方向性も見えてきましたが、医療・看護の現場における厳しい状況は、なおも続いています。

私たち管理者には、過去3年間の感染管理の経験を「経験的知識」として看護管理に活かし、また、日本看護協会や厚生労働省等、関連機関から発信されている感染管理の基本原則や感染管理マニュアル等を「形式知」として、それぞれの現場につないでいく役割が課せられていると考えます。

＊

さて、本書のタイトルは『看護師長・主任が育つ—個人の成長がみえる 12 の実践事例』。実践例のキーワードは「経験」です。看護師長や主任がさまざまな「経験」や「研修」を通して、自身のリーダーシップやマネジメントスキルなどを獲得していくプロセスが、わかりやすく描かれています。

本書の企画提案をいただいたとき、まず私が想起したのは、私自身がスタッフとのかかわりを通して得た貴重な「経験」の数々です。たとえば、スタッフが「経験」を積み重ねることによって成長していく姿（私が聖路加国際病院で看護部長をしていたときに、ナラティブを通して実感したスタッフの成長）や、前職での看護管理者たちの柔軟な発想と実行力、改革意欲、それに頼もしいスタッフからもらった「感動の経験」……等々。これらのエピソードについては、「序章」で少し触れています。

そして何よりも、全国の医療施設での「看護管理者が育つ」貴重な実践例を、読者の皆様と共有できる機会をいただいた、と思いました。

以上から、私は本企画への協力を承諾いたしました。

さらに、私は看護管理者の視点でかかわり、もう一人、研究者の立場から協力を得たいというリクエストを受けて、佐藤紀子先生に共同編著をお願いしたところ、快諾いただきました。紀子先生とは、日本看護協会や日本看護管理学会等での活動を通して出会い、以降、今日までさまざまな場面で交流し、同じ苗字というご縁もあって、下の名前で呼び合う間柄です。

佐藤紀子先生は、臨床経験後に教育・研究の領域に進まれ、その後のご活躍は申し上げるまでもありません。看護基礎教育をはじめ全国の看護管理者教育にも携わっておられ、関連本の執筆や、多くの研究発表をされています。本書では、総合的かつ学際的な視点から「終章」の執筆を担当していただきました。

＊

本書のポイントを 3 つ、ご紹介します。

①看護師長・主任にフォーカス

本書は「看護師長・主任の成長」にフォーカスを当てています。これは、一スタッフから看護管理者へとステップアップし、日々の看護実践やマネジメント業務において、それぞれが悩みながらも大きく変化・成長する時期と考えるからです。

なお、便宜上「看護師長・主任」と表記しますが、各施設の職位に照らして、「看護副師長」「看護師長補佐」「課長」「係長」などと読み替えていただければ幸いです。

②実践例の報告

　本書は、全国から 12 施設の看護管理者の実践例を紹介しています。施設の規模・設置主体等は異なりますが、一人ひとりの看護師長・主任が「仕事の経験」や研修（学習）を通して、自ら育っていく過程が詳述されています。

　これらの実践例から、私自身が学ぶこともたくさんありました。また、いずれの施設においても、上司や施設側が多岐にわたる支援を通して、看護師長・主任が育つ環境づくりをしていることも読み取ることができます。

③キーワードの提示と編著者によるコメント

　本書を読まれる皆様が、ご自身の立場に置き換えて、キャリアアップのロードマップを描くうえで参考にしていただけるよう、事例の冒頭にキーワードを提示しています。どうぞ、興味をもたれた事例からお読みください。

　また、各実践例の最後には、私たち編著者がコメントを添えていますので、ご覧いただければと思います。

＊

　本書が、新たに看護師長・主任となられた皆様だけでなく、すでにそれらの職位にある皆様にとって、看護管理者としてさらにキャリアアップするためのモチベーションを高める一助になれば幸いです。また、当事者を支援する立場にある皆様にとっても、当事者の心情を知る手掛かりとしていただければ幸甚です。

2023 年 2 月

佐藤エキ子

目次

Ⅲ 終章

I

序章

「経験を語る」こと
「経験から引き出す」こと

「経験を語る」こと
「経験から引き出す」こと

佐藤エキ子●新百合ヶ丘総合病院 看護部副院長

1 変化に対応する管理者たち

社会はようやく、コロナ禍からwithコロナに移行しつつあります。コロナ禍、特に第8波（2022年11月頃～）で浮き彫りになったのが、病気を抱えた高齢者の、持病の悪化に伴う重症化や死亡者の増加です。

厚生労働省は、2025年には75歳以上の人口が全人口の約18％になると予測し、「2025年問題」として、医療・介護の提供体制の見直しを行っています。それに伴い、医療・看護を取り巻く環境も目まぐるしく変化しています。**看護管理者には、このような変化を踏まえ、いかにマネジメントしていくかが問われている**と思います。

「マネジメントの父」と評されて久しいP.F.ドラッカー（以下、ドラッカー）は、こうした**変化を「機会」「経験」ととらえて、前向きに対応することが望ましい**と述べています。

本書では、地域・規模の異なる医療施設で活動する看護師長や主任による12の実践例を紹介しています。実践例のキーワードは、「はじめに」でも述べたように「経験」です。12人の看護師長・主任の「経験」に注目して後章を読んでいただければと思います。

本稿では、「経験」から得られる「学び」や「力」などについて概観します。

2 「経験」とは何か

A ドラッカーの着目点

ドラッカーは、マネジメントにおける「経験」について、次のように述べています。「『経験』が私に教えたものは、第一にマネジメントには基本とすべきもの、原則とすべきものがあるということである。第二に基本と原則は組織、文化等、状況に応じて適用していかなければならない（後略）」[1]。

ドラッカーは、成功している経験豊かな経営者でさえ、それらの基本と原則を把握していないことに気づいたと述べており、「経験」においては、まず、その**「基本」と「原則」を把握していることが重要**であることを示唆しています。

　本書で紹介している12の実践例は、看護師長や主任が新たな任命を受けた時点から記述されています。「看護管理の原則」や「看護管理の基本姿勢」等について、日常業務の一コマひとコマの「経験」と、先輩や上司からの助言や研修等を通して学び、実感し、自身の管理スタイルに結び付けている様子が伝わってきます。

B 専門職の成長を示す5段階のモデル

　私が米国の大学の大学院生だった当時、パトリシア・ベナー博士（以下、ベナー）の講義を直接受ける機会がありました。それは、TPR（理論・実践・研究）のゼミにおける特別講義でした。ベナーは講義で、Dreyfus兄弟が実施した、チェスプレイヤーとパイロットを対象とした調査研究に関する論文と、ベナー自身の研究を紹介してくれました。

　前者は、Dreyfus兄弟が、チェスプレイヤーとパイロットたちの調査結果に基づいて、**技能習得には経験（experience）に基づいた段階があるという「技能習得5段階モデル」**を開発した経緯などが記されている論文でした。

　ベナーは、「実際の現場でナースたちの行った観察報告を分析するにあたって、ドレイファス＆ドレイファス教授が開発した技能獲得モデルを看護に適用」[2]しています。

　また、ベナーは、**臨床の看護実践における熟達レベルを、「ステージ1：初心者」「ステージ2：新人」「ステージ3：一人前」「ステージ4：中堅」「ステージ5：達人」の5つの段階**とし、「経験」に基づいて状況を把握する能力が異なることを述べています。ここでは、各熟達段階に該当するおおよその経験年数にも触れています。

　さらに、ベナーは、「経験」は受動的ではなく能動的な過程である[3]とし、「経験」（臨床実践）から得られる知識・思考[4]の重要性を強調しています。

　一方、日本看護協会が提示している「看護師のクリニカルラダー（日本看護協会版）」では、「段階」の検討において「（前略）ブルームの教育目標分類学やベナー看護論、施設で作成されたクリニカルラダーなどを参考に段階設定を検討した」[5]と記されています。当ラダーにおけるレベルは「Ⅰ」「Ⅱ」「Ⅲ」「Ⅳ」「Ⅴ」の5段階に設定されており、「レベルごとの行動目標の設定」や「レベルの到達状況の確認」などについて、レベルⅠからⅤまで具体例を挙げ、施設での活用を推進しています[6]。

C ベナーの考える「経験」の意味

　ベナーは、さらに「経験」の意味を次のように記しています。「『経験』は、単に時間の経過や長さを指しているのではない…（中略）…現実の多くの実践状況に出会って、あらかじめ持っている概念や理論を洗練することである」[7]。すなわち、**経験のあるナースは、行動しつつ考えることによって理論を洗練させ、技能も熟練させることができる**ということを教えてくれています。

　また、実践とナラティブ（叙述）について、「看護は、その実践となる知識（ノウハウ）を発展させなくてはならない。すなわち、理論と実践の間には対話的関係が存在している。語ること・ナラティブ（叙述）もしくはストーリー（物語）の形式で伝える」[8]として、**看護実践をとらえる方法としてナラティブが必要である**とも述べています。

　そして、「実践的な知識は、『分析』や『クリティカルシンキング』などの方法でとらえることができる」[9]としています。

3　「経験」を通して成長する看護師たち

A　「キャリア開発ラダー」の評価に活かす個人の「経験」

　これまで述べてきたベナーの論を踏まえて、ここでは、以前私が看護部長をしていた聖路加国際病院で、スタッフが「経験」に基づく成長をしていると実感した例をご紹介します。

　同院では、ベナーの「臨床看護実践の技能修得モデル」（1984）の理論を基本理念として、「キャリア開発ラダー」を導入しています。「キャリア開発ラダー」は、**看護師の看護実践能力の評価**および**キャリアアップ支援**のシステムとして活用されていました。

　看護師が経験を積み重ねながら、第1段階から第4段階まで、階段（ラダー）を一段ずつ登り、成長していけるように、①知識、②判断、③行為、④行為の結果について評価します。

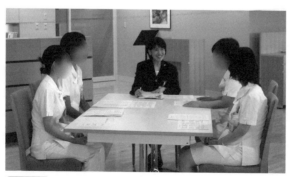

写真Ⅰ-1 同僚評価時に本人が「経験」をレビューする（中央が筆者）

※写真と事例とは関係ありません

　評価は、本人が自発的に開催するレビューによって行われます。それまでの「経験」を通して、自己のチャレンジ目標を達成したと思える成功事例を取り上げ、その事例を複数の評価者が評価します（**写真Ⅰ-1、表Ⅰ-1**）。

【概要】
70代の食道がんの男性患者。既往歴として肺がんにて放射線治療しています。今回の食道がんは手術や放射線治療は難しく、医師に化学療法をすすめられていましたが、家族の希望もあって一時的に他院にて免疫療法を受けることになりました。しかし、症状が進行し、再び当院に戻って化学療法を受けることになりました。

【入院後の私の判断と対応】
患者は化学療法の副作用が強く、かつ全身状態も悪く、不安・苦痛、混乱を示していました。私は化学療法を受けている患者の状態を多面的に考慮し、化学療法の効果よりもQOLのほうが大切であると判断しました。そして、私は患者の代弁者となり医療チームメンバーに働きかけ、化学療法は中止となり、一時退院することになりました。

【経過と結果】
患者は一時退院した、その1週間後に再入院しました。今度は緩和ケア病棟に入院し、延命治療はしないことを希望されました。それから数日後に患者は永眠されました。

【同僚評価での意見交換とラダー（段階）の評価】
A看護師：私はこれまでの経験から化学療法の効能・限界等を把握していたので、その経験をもとに、医療チームメンバーとのカンファレンスを積極的に働きかけるとともに、制吐剤のガイドラインの作成に取り組みました。また、私は本事例の看護の経験を通して、患者への十分な説明、患者の意思決定の支援の必要性、医療チームメンバーへの働きかけの重要性を改めて認識するとともに、いつも患者の代弁者でありたいと考えています。
↓
被評価者の「語り」と評価者との意見交換の結果、同僚による評価は「知識」「判断」「行為」「行為の結果」ともに第3段階（中堅レベル）に達していると評価しました。

　ベナーは、「中堅レベルの看護師は状況を全体でとらえることができる。また、状況のどの局面が最も重要であるかを認識することができ、優先順位を決定することができる」（From Novice to Expert, 1984）と述べています。

　本事例のA看護師は、まさに患者の局面を俯瞰してとらえるとともに、的確な判断のもとに実践しており、その成長ぶりに感動したことを思い出します。

　また、私は本事例以外にも、多くのスタッフの同僚評価に同席してきました。同僚評価では、看護師同士が語り合い、意見交換することによって、被評価者だけではなく、評価に参加した同僚の「経験」からも、互いのよい面や患者との局面における必要な情報を交換することができます。こうして、**互いの貴重な「経験」から次の思考や行為を引き出す力**が身につくことを実感してきました。

B 「経験」の強みを活かした看護管理の実践

　次に、「経験」の強みを活かした管理の実践例をご紹介します。福島市の中核病院である大原綜合病院（353床）の例です。

　当時の副看護部長（現財団総看護部長）は、それまでの豊かな「経験」によって「病床管理」の手法を活かし、**病床管理をさらに効率的に行う方法として**PFM（Patient Flow Management）を立ち上げました。PFMは「総合患者支援センター」として、入退院支援室・病床管理室・地域連携相談室・患者相談室から成っています。PFMを導入した結果、病院は総合的かつ効率的な病床管理体制を構築するこ

とができました。

　このPFM立ち上げに先駆けて、副看護部長は病院側に働きかけを行ったわけですが、病院側は病床管理者としての彼女のそれまでの豊富な「経験」と実績を評価し、直ちに許可を出しました。PFMの立ち上げ以降、同院の病床稼働率はさらにアップするとともに、患者の入退院支援に大きな成果を上げています[10]。

　このように、一人の看護師の「経験」が、自身の中でPFMという概念を「引き出し」、それに基づいて、真の病床管理の基本と、患者を総合的に支援することの大切さを病院職員全員に伝えることで、よりよい患者サービスへと結びつくことになったのです。

　一方、私は当時、看護スタッフとともに、スタッフがそれまで経験したことのない「**変革を目的としたプロジェクト**」（例：患者の安寧な環境を考えるプロジェクト、外来看護を考えるプロジェクト、看護学生のインターンシップ導入プロジェクト、看護理論学習プロジェクト等々）を立ち上げました。看護管理者やスタッフは、初めての経験となる「自発的」なプロジェクトメンバーとなって活動し、最終的にはそれぞれの目標を達成し、成功体験を「経験」することができました[11]。

　スタッフはこの「経験」によって、「自己効力感」と「モチベーション」を引き出すことができたと考えます（**図I-1**）。

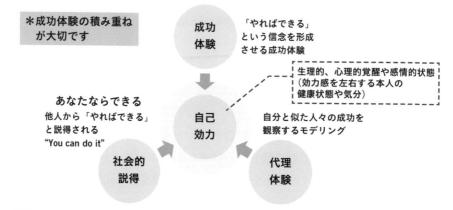

やる気（モチベーション）を引き出してパフォーマンスを高めるために

やる気を引き出すためには、本人の自己効力感を高めること！
自己効力感＝あることに対して「やればできる」という能力に関する信念
・自己効力感が高い→困難な状況でも、学習の機会として認識しながら目標達成や自己実現を促進する
・自己効力感が低い→困難な状況を脅威とみなし、回避しようとしてコミットメントが低下する

＊成功体験の積み重ねが大切です

成功体験　「やればできる」という信念を形成させる成功体験

生理的、心理的覚醒や感情的状態（効力感を左右する本人の健康状態や気分）

自己効力

あなたならできる　他人から「やればできる」と説得される "You can do it"

自分と似た人々の成功を観察するモデリング

社会的説得

代理体験

図I-1 「自己効力感」と「モチベーション」を引き出す

（Bandura, A.（1995）：Self-efficacy in Changing Societies, Cambridge University Press.［本明寛・野口京子監訳：激動社会の中の自己効力. 金子書房；1997. p.3-5］を参考に作成）

また、新病院への移転を翌年に控え、各看護管理者は新たな組織づくりに向けた準備をしなければなりませんでした。当時の看護師長兼看護副部長（現看護部長）は、これらのプロジェクトでの「経験」をもとに新たな思考と行動を引き出し、「コミュニケーション」と「変革」を大切にした新しい組織のチームづくりを行いました。そして、新病院に移転した年には見事に病床稼働率を上げ、かつ部署内のスタッフの離職者ゼロという魅力的な組織をつくり上げました [12]。

4　「おとな」が学ぶということ

A 学ぶこと

　私たちは、「経験」によって多くを学ぶことができます。キャリアアップを目指す個々のスタッフはもとより、学びは「組織」にも変化・成長をもたらします。

　私がかつて、「教育学」を学んでいるときに出会った本があります。今でもときどき読み返しているその本は、林竹二のメッセージがたくさん詰まった写真集です。林は、「学ぶことは変わることである。学ぶとは、いつでも、何かがはじまることで、終ることのない過程に一歩ふみこむことである。学んだことの証は何かが変わること」 [13] と述べています。

　私は長い間、臨床での人材育成にかかわってきましたが、スタッフが学習した後に、表情の変化や行動の変化を見ることができたとき、この「**学ぶことは変わること**」というメッセージを実感しています。

B 経験学習

　私たちは言うまでもなく「おとなの学習者」であり、「こどもの学習」とは違います。大人の学習には「経験」が伴います。**「経験」は貴重な学習資源ともいわれており、仕事の経験から多くのことを学ぶことができます。**

　「経験学習」について倉岡は、Kolb の考え方を基盤にしながら次のように定義しています。「経験学習とは、個人が、挑戦的な課題に取り組み、その後に内省することで、知識やスキルを獲得し、いったん獲得した知識やスキルを異なる状況で適用し試行することで、新たな挑戦的な課題への取り組みをするという循環型のプロセス」 [14]。

　また松尾は、経験学習においては「リフレクション」が重要な役割を果たしていると述べています [15]。気づきや思いを共有する、行為の意味づけをする等々、**自律に向けた振り返りを積極的に行うことの重要性**について語っています。

　ベナーも、経験的学習には「経験を明確に表現し、振り返る機会を意図的に

計画されている環境」や、カンファレンスやグループセッションなどで、積極的にフィードバックを行うことが必要[16]であると述べています。

　以上からも経験学習は、「経験」から学んだことを振り返り、またメンバーを交えての語り合いを通してフィードバックを行い、次の「経験」による学びへとつないでいくことだと思います。換言しますと、私たち専門職のキャリアアップには「経験」による学びの繰り返しが不可欠であるといえるでしょう。

＊

　本稿では、「経験を語る」ことと、「経験から引き出す」ことに焦点をしぼって、私自身の「経験」も含めてまとめてみました。

　看護管理者に求められる能力は多岐にわたりますが、私は、**管理者には特に「語る力」「説明する力」が大切**だと考えています。組織（部署）づくりでは、管理者自身の言葉で、ビジョンやゴールについてスタッフに伝えることが重要です。そのためにも、自身の「経験」を大切にしつつ、新たな変革に挑戦するなどして、自身の「経験」を積み重ねていきたいものです。

引用文献

1) P.F. ドラッカー：[エッセンシャル版]マネジメント—基本と原則. ダイヤモンド社；2001. p.i-v.
2) パトリシア・ベナー著, 井部俊子ほか訳：ベナー看護論—達人ナースの卓越性とパワー. 医学書院；1992. p.1-27.
3) Benner, p. & Wrubel, J.: The Primacy of caring: Stress and coping in healthcare and illness. Mento Park, CA: Addison-Wesley; 1989.
4) P.ベナー編著, 早野真佐子訳：エキスパートナースとの対話—ベナー看護論・ナラティブス・看護倫理. 照林社；2004. p.264-269.
5) 日本看護協会：「看護師のクリニカルラダー（日本看護協会版）」活用のための手引き— 1. 開発の経緯. 日本看護協会；2016. p.8-9.
6) 日本看護協会：「看護師のクリニカルラダー（日本看護協会版）」活用のための手引き— 4. 施設における活用例編〜行動目標の検討からレベルの到達状況の確認（評価）まで. 日本看護協会；2018.
7) 前掲書 4).
8) 前掲書 4). p.126-139.
9) 前掲書 4). p.140-143.
10) 佐藤エキ子・清野伊奈美：効率的病床管理の「ワザ」. Nursing Business. 2016；10：26-27.
11) 佐藤エキ子：組織デザイン「大原綜合病院看護部の組織変革」. 大原記念財団年報. 2016；56：13-20.
12) 佐藤エキ子・景井多紀子：リーダーに不可欠な 2 つの力で新病院移転を乗り切る. 看護展望. 2019；44（6）：27-31.
13) 林竹二著, 小野成視写真：学ぶこと変わること—写真集・教育の再生をもとめて. 筑摩書房；1978.
14) 倉岡有美子：経験学習ガイドブック. 医学書院；2019. p.4-6.
15) 対談：成長を支援し, 自律性を育む OJT（西田朋子, 松尾睦）. 週刊医学会新聞. 第 3188 号.
16) パトリシア・ベナーほか著, 早野 ZITO 真佐子訳：ベナー ナースを育てる. 医学書院；2011. p.61-62.

II

実践編

私を成長させた
「看護師長・主任としての経験」

1

命令・統制によるリーダーシップから心理的安全性のある柔軟なマネジメントへ

早川祥子 ● 国立研究開発法人国立国際医療研究センター病院集中治療室看護師長
佐藤朋子 ● 同院看護部長

本事例のキーワード ▶▶▶ 問題解決の主体 ビジョンの共有 スタッフの力を借りる 予測不能な現場
現場主体の判断 心理的安全性 柔軟な看護管理

国立国際医療研究センター病院 [2022 年 9 月現在]

病床数：702 床
診療科数：43 科
看護職員数：803 人
看護管理者数：33 人（看護部長 1 人、副看護部長 4人、看護師長 28 人）
看護配置：特定機能病院入院基本料入院料 1（7 対 1）
平均在院日数：12.7 日

1 はじめに

A 人事交流を通して看護管理者のキャリアを築く

　ナショナルセンターと国立病院機構の各病院では、**看護師長、副看護部長、看護部長は施設間異動を行い、人事交流を通して看護管理者のキャリアを築く体制**をとっています。国立国際医療研究センター病院（以下、当院）では、昇格時に他施設から異動してきた新任看護師長の育成支援として、「プリセプターシップ制度」を採用しています。また、看護管理能力向上の取り組みとして「看護師長学習会」を実施し、看護師長同士で学習する機会を設けています。

　本稿では、私（早川）の看護師長昇任後の経験が、現在の看護管理にどのように影響を与えているか振り返ります。

B 看護管理を初めて意識した研修

　看護師長になるまで、多くの看護管理者とのかかわりがありました。その中で、「看護師長は楽しいよ」と活き活きと働く先輩看護師長と出会うことが多く、その影響で、**看護師長のイメージは、大変ではあってもやりがいのある仕事**でした。

　副看護師長としての経験が 5 年目となり、看護師長のすすめで認定看護管理者教育課程ファーストレベルを受講しました。思い返せば、このとき「看護管理者」という言葉を初めて意識したように思います。講義の中で、講師が「看護管理者は孤独である」と述べられたことを鮮明に覚えています。また、『看護管理学習テキスト』[1] の中で、「管理者は、好むと好まざるとにかかわらず、職位に付随したパワーをもつことになり、このパワーが影響力をもつ」と述べられています。当時は、パワーをもつとはどういうことなのか理解で

きていませんでした。ただ、**漠然とした責任の重圧**を感じていました。しかし、まだ副看護師長という立場でもあり、看護師長は大変だと思いながらも、あまり実感なく研修を終えました。

現在、看護師長として6年目となりました。看護師長1年目のときは、日々の業務をこなすことで精一杯でした。2年目より、看護師長の業務スケジュールを理解し、予測して動けるようになり、看護サービスや人的資源活用など看護管理を考えるようになりました。それは、**日常で起こるさまざまな病棟管理の経験、看護師長学習会の機会や、新任看護師長のプリセプターを経験したこと**が影響したと考えます。困難なことは日常的に生じますが、上司、同僚、スタッフに恵まれ、看護師長として楽しい日々を過ごしています。

2 当院の教育システム

A 新任看護師長プリセプターシップ制度

看護師長へと職位が上がる際に施設を異動するシステムは、新任看護師長にとっては、二重のリアリティショックとなります。そのため、当院では新任看護師長の育成支援として、2005年からプリセプターシップ制度を導入しています。**新任看護師長1人に対し、3年目以上の先輩看護師長1人が育成支援を担当します。**その役割は、日々の業務遂行や夜間・休日の看護管理業務の支援です。また、新しい職場で人間関係が確立されていない時期に、新任看護師長から気軽に相談を受ける役割も担っています。

B コンピテンシー学習会

看護管理能力向上のために、看護師長の管理能力の評価および能力開発として、コンピテンシーを用いた学習会を実施しました。**全看護師長が5～6人のグループを構成し、領域ごとのコンピテンシー**（後述）**を読み解き**ました。各自が領域ごとの事例を発表し、事例を振り返り、評価を共有しました。コンピテンシー学習会は、事例のリフレクションを通し、自己を内省する機会であったと思います。

C 看護師長学習会

コンピテンシー学習会から発展し、看護師長学習会を教育機会としています。看護部長、副看護部長の支援の下、看護師長が主体となり取り組んでいます。

特定機能病院の看護師長は、変化する医療体制と看護の方向性を理解し、適切な管理業務を実践する必要があります。看護師長として病棟目標に取り組む中で、**成果を導くために看護管理行動を自ら省み、他者から批判的視点で評価を受けることが重要です。**しかし、看護師長の多忙な業務の中で、他者評価を受

表Ⅱ-1-1 看護師長学習会の目的

	目的
2019年	時代の変化に対応できる管理者となる
2020年	看護師長一人ひとりが自部署の看護管理上の課題を共有することで、看護管理者としての管理能力を高める
2021年	看護師長が看護管理上の課題を見出し、課題解決に取り組む過程および成果を共有することで看護管理者としての管理能力を高める
2022年	病棟における看護管理上の課題を、看護管理者として系統的に分析し課題に取り組むことで、看護の資質を向上し病院に貢献できる

ける機会は多くありません。そこで、病棟目標をより円滑に成果につなげられるよう、学習会を通して看護師長同士で刺激し合い、ともに成長する機会としています。

5〜6人のグループに分かれ、各年の目的（表Ⅱ-1-1）をもとに、病棟管理のテーマを決めて取り組みます。各グループには、アドバイザーとして副看護部長が加わり支援します。各グループの成果は、中間・最終発表の機会を設け共有し、看護師長として現状をとらえ、分析し、課題に取り組む能力の幅を広げています。

3 教育・育成に関する個別の支援

A 新任看護師長オリエンテーション

看護師長昇任時、「施設の概況」「看護部の概況」「看護師長としての心構え」「看護師長業務」「労務管理」「看護部の教育」「質の管理」「経営管理」についての教育が行われます。各項目ごとに看護師長評価表があり、実践を踏まえて、3カ月、6カ月、1年目に自己評価を行ったうえで、担当副看護部長に他者評価を受け学ぶことができます。

B 業績評価制度

当院は、**業績評価制度を導入**しています。業務で発揮した能力、適性、実績等を適正に評価し、その結果を給与等に反映するとともに、よい部分は発展させ、改善すべき点は速やかに改善を図るなど、職員の業務遂行意欲の向上を図ることを目指しています。

看護師長は、自部署の役割や現状を把握し、組織に貢献できることを目標とします。年3回の看護部長との面接で、看護管理を振り返り、アドバイスを受けます。

C 病棟担当副看護部長の支援

病棟ごとに担当副看護部長が決まっており、年間を通して気軽に相談できる体制があります。

相談内容は、日々の業務報告、人材育成など多岐にわたり、担当副看護部長は身近な存在です。病棟看護師長は、前年度の課題やその年の看護部の方針を踏まえ、病棟の役割をとらえて病棟目標を立案します。作成にあたり、担当副看護部長からは「**方向性の確認**」「**目標設定の妥当性**」「**評価指標の支援**」があり、1年間一緒に病棟運営をするような心強さがあります。

4 私を成長させた看護師長としての経験

A コンピテンシー学習会

①事例を活用したグループワーク

看護師長2〜3年目のとき、看護師長学習会の中でコンピテンシー学習会を経験しました。看護師長4〜5人でグループを構成し、毎月の学習会では、武村の『看護管理に活かすコンピテンシー』[2]をもとに事例を記載し、自身の管理行動を「s」〜「d」で評価し、グループワークを行います。「個人の特性」「思考力」「企画実行力」などの領域別に、各グループで5事例ずつ実施できました。グループワークでは、事例内容を発表し、自己評価した管理行動をグループメンバーで話し合い、評価の妥当性と、上位の評価になるための管理行動について、意見交換からアドバイスを得ます。以下に、その一部を紹介します。

②事例から見えてきた自身の傾向

［事例1］（表Ⅱ-1-2）では、**スタッフの指導態度に問題を焦点化して、自身の管理行動を内省することができていません。**

表Ⅱ-1-2 事例1（領域1：個人の特性）

テーマ：指導に熱心な看護師に対する看護師長の行動
コンピテンシー：内省力
定義[3]→自分の考えや行動などを深く省みて、次の行動改善につなげる。
事例内容：【評価】c 　経験4〜5年目のスタッフで、後輩指導に熱心なあまり1年目看護師の能力を超えた指導を目にすることがある。先輩の指導内容は的確であるが、1年目看護師は自信をなくし、先輩の存在が脅威となる。そのような指導が続くことで、1年目看護師は、患者のためではなく、先輩に怒られないために行動しているように感じる。看護師長として、指導者に指導方法をどう指摘するか悩んでいたが行動はできていなかった。1年目看護師は疲弊し、仕事を続けることが困難になった。 　副看護部長より、指導者の態度に対し、看護師長としてのかかわりについて指摘された。実際は、この程度なら大丈夫と、指導方法について問題であるとの認識が低く、自身の考えを過信していたことに気づいた。その後は、指導者と面談を行い、経験年数を考慮した共育という指導方法の提案を行った。指導者は、その場では指摘を受け止めていたが、納得するまではいかなかったように思う。指導者も看護師長を脅威と感じていた。
グループワークの意見： ・看護師長として、経験年数に合わせて行う教育の信念はもっているが、そのことをスタッフへ伝える機会が不足している。 ・指導が行き過ぎていることを認識しているが、具体的な言語化に至っていないので、それを概念化に近づけることで行動変容につなげられる。
グループワーク後、管理行動の学び： 　看護師長として、自身の行動を内省できていると思っていた。事例を通し、実際の管理行動の問題点を指摘され、スタッフの行動を客観的に評価しているだけで、自身の行動を内省できていないことに気づいた。また、感覚的な評価を行っており、スタッフへ具体的な指導ができていないことに気づいた。

表Ⅱ-1-3 事例2（領域2：思考力）

テーマ：手指衛生の強化
コンピテンシー：分析的思考（問題解決思考）
定義[4]→詳細に状況を比較・検討・分析して現状を把握し、有効な対策を立てる。
事例内容：【評価】a 　当病棟の手指消毒使用量の目標は、1患者あたり15回である。感染係が主体的に動いており、目標や計画は任せていた。手指衛生の昨年の現状は、目標とかけ離れ8〜9回と低い結果であった。グループの看護師長より、「スタッフが現状をどう思っているの」という指摘を受け、感染係に意識調査をするよう指導した。 　感染係が行ったスタッフの意識調査で、「どのタイミングで使用するか意識していなかった」「手指衛生剤をカウントする方法を知らない」「病棟の目標を知らない」など、手指衛生の重要性と、目標に挙げて取り組んでいることの意識がないことがわかった。この結果から、回数が低いことへの対策を取っていないことが明らかになった。 　そこで年度内に、病棟スタッフへの影響力が強い中堅看護師をリーダーにして、当病棟の目標を周知（ポスター作成）、手指衛生強化に対し当該診療科医師、病棟看護師全体を巻きこんで取り組むように指導した。徐々にではあるが、手指衛生の適正な使用の場面が増え、使用量増加の改善へつながった。
グループワークの意見： ・毎月報告される使用量データで、目標より低いことが把握できている。 ・前年度はデータの収集で終わり、低い理由の分析が不十分な対策となっている。 ・なぜ使用率が上がらないのかスタッフを観察し、実態を調査すると、スタッフが取り組みを把握していない。現状より、看護管理者として、目標達成に向けて、スタッフにわかりやすい言葉で伝えきれていない。 ・病棟で影響力のある中堅看護師を主体とすることで、変化が起こりやすい環境としている。その結果、少しずつ成果として表れている。また、中堅看護師より、「なぜこんなにできないのか」と問題をとらえる発言もみられ、病棟の課題に気づけるようになっている。
グループワーク後、管理行動の学び： 　看護師長として、手指衛生強化のために、手指消毒使用量の低い結果を問題とし、数値目標を達成することにとらわれている。グループの看護師長から「スタッフの意識はどうなの？」というアドバイスを受け、現状調査に至った。看護師長として、手指衛生をすることは当たり前という潜在意識が高く、スタッフがなぜできないかを考えようとしていなかった。 　スタッフが行動変容するためには、感染対策の本来の目的の理解、病棟の傾向を分析し、有効な対策を立てることが必要であった。看護師長として、自身の価値観を押し付け、スタッフに対して目標を達成するための動機づけや効果の重要性を指導していないことに気づいた。

［事例2］（表Ⅱ-1-3）では、感染対策を適正に実施しないスタッフの行動を問題としてとらえ課題を解決しようとしていますが、**課題の分析には至っていません**。どの事例を通しても、看護師長として問題ととらえたことに対して、スタッフの行動に焦点を当てた対策をとる傾向にありました。

ほかにも、「領域3：企画実行力」において、「専門性が発揮できる病棟づくり」をテーマにグループワークを行ったことがあります。事例1・2の経験から、少しずつ、対象であるスタッフと対話をするように心がけ、**自身の管理行動を検証し、問題を解決する**よう意識が変わっていました。

看護師長初期の管理行動は、スタッフに対し「後輩にはやさしく指導するように」「手指衛生は決められたとおりにしてください」と**実践を促し、命令、統制によってまとめようとするリーダーシップ**を実践していました。そのため、命令を聞いて行動しないスタッフに問題があると考えていました。

コンピテンシー学習会のグループワークで、メンバーの看護師長から、「早川さんは、期待する行動をするように、スタッフとどうかかわったのか」と聞かれたときに、スタッフと対話をしていないことや、後輩育成に対し理想のかかわり方を共有していないことに気づきました。

また、「看護師長として、何が問題だと思うのか」と聞かれたときには、スタッフが思うように動いてくれない現状を説明していました。そのため、グループメンバーからは、「看護師長としてのかかわりはどうなの？」と問われることが多く、事例の**問題解決の主体**がスタッフになっており、**看護師長の管理能力に向き合えていない**ことがわかりました。

③自身の管理行動を振り返ること

さらに、自身の傾向として、行き過ぎた後輩指導や、1年目看護師の疲弊に何となく気づいていても、「まだ大丈夫だろう」と様子をみていました。それは、看護師長としてスタッフの精神的サポートへの優先度が低く、自身の感覚で「このくらいなら大丈夫」と過信していたように思います。

副看護師長のとき、人材育成に携わる中で、「頑張ろう」と励ますことは多かったものの、個々の精神状態に向き合うことはほとんどしていませんでした。おそらく看護師長がフォローしてくれていたのだと思います。スタッフが仕事に向き合うことが難しくなってから、看護師長としてのかかわりが未熟であることに気づく状況で、**スタッフは看護師長の顧客であること**の意識が低かったと思います。

他の看護師長からは、「おかしいな、大丈夫かなと察知した時点で対応したほうが、解決できない問題となりにくい」とグループワークで具体的な助言を受けました。当時は病棟の運営目標を達成することに精一杯で、スタッフの働きやすさという面で十分な配慮が行えていませんでした。つまり、**自分の管理行動について立ち止まって振り返ること**ができていませんでした。リーダー看護師から「師長さん、みんな頑張ってますよ」と言われたこともありました。それは、スタッフからのつらいサインだったのだと思います。病棟の運営に関して副看護師長と話すことは多くありましたが、スタッフ一人ひとりと向き合うことができていませんでした。改めてこの時期を振り返ると、**平等にスタッフの話を聞くことの意識が低く**、看護師長として、目標達成のために必死なあまり、**一方的なかかわり**になっていたように思います。

本稿をまとめるにあたり、当時の管理行動は、目標達成のために自身の思いを一方的に伝えるだけで、現場の状況を分析した行動ではなかったと実感しました。

コンピテンシー学習会はクリティカルシンキングの場であり、看護管理者として、思考を養う機会になったと考えます。この学習会を通し、看護師長として、**スタッフの話を聞くこと、看護師長が目指したいビジョンを共有すること**、看護師長１人では病棟運営は難しく**スタッフの力を借りて協働すること**が重要であると学びました。

B 新任看護師長プリセプターの経験

看護師長３年目から、３回ほど新任看護師長のプリセプターに任命されました。看護管理に自信がある時期ではなかったのですが、プリセプターの経験を通し、新任看護師長の考えを聞くことで、自身の管理観を考える機会となりました。

ここでは、病床管理や人的資源の活用、看護サービスについて、**働く人材が違えば、看護管理の方法も柔軟に考える必要がある**と学びました。自身の病棟では、看護体制を受け持ち制チームナーシングにして、病棟看護師を２チームから１チームに変更していました。そうすることで、２チームの看護実践の差がなくなることや、勤務希望に制限をかけなくていいなどのメリットがありました。導入にあたり、スタッフが主体となって話し合いを行い変更としました。実際、労務管理がしやすく、他の病棟にもすすめたいと思い、この管理経験を踏まえて新任看護師長を支援しました。しかし、リーダーの育成状況や教育計画の違い、看護体制、看護師長の管理スタイルにより、同じことが適するとは限らないと気づきました。

看護管理は、その場ごとに**看護師、患者の特徴をとらえ、組織の役割を理解したうえで、何かを決断するときには多角的な側面から判断すること**が重要と学びました。この経験は、看護管理者として知識不足であること、他の看護師長のマネジメントを知ることの重要性に気づき、病院の看護管理を学ぶことのできる大学院に進む動機となりました。

C 新型コロナウイルス感染症の経験

①組織の使命と現場の疲弊

2020年に、新型コロナウイルス感染症（COVID-19）のパンデミックが起きました。看護師長として、４月に集中治療室に異動した年でした。当院は、特定感染症指定医療機関であり、COVID-19患者を受け入れることが使命でした。そのため、集中治療室10床のうち6床をCOVID-19患者用、4床をHCUとし、サージカルICU病床として4床を運用することになりました。

看護師長として、重症感染症患者を受け入れることは当院の役割であり、要請があれば受け入れていくことをスタッフに伝えました。ECMO装着患者の看護経験のない看護師が、突然、重症患者を受け持つ日々が始まりました。病棟全体の教育計画を見直し、とにかく目の前の患者を看護できる体制へ変更しました。また、感染患者と非感染患者を交差してケアする環境のため、何としても集中治療室でクラスターを起こさないという意識を高めました。

第１波の中で、スタッフからは、「もう、つらい」「同一部署だけ感染患者を見るのはおかしい」「サージカルICUとの両立は負担」など、重症患者に不慣れなスタッフが実践すれば安全が守れないことや、支援がないことに対して不満の訴えがありました。訴えに対

し、看護師長として、組織の使命であり乗り越えるよう励ましていました。私自身、初めてのことで不安しかありませんでしたが、臨床で働くスタッフはもっと不安に違いないと感じました。終わりも見えない中で、使命感だけではスタッフが疲弊し、働く環境が安全ではないと気づきました。

②最前線で働くスタッフの安全を守る

集中治療室が機能しなくなれば、患者が助けられないことになり、組織の使命を果たせなくなることを目の当たりにしました。**看護師長として、最前線で働く看護師の安全を守ることが重要**と考え、現場の意見を聞くことから始めました。これによって、集中治療室看護師長として、一人ひとりの思いを知ることができました。また、対話そのものが支援にもつながり、スタッフが自ら役割を認識し、どうしたら続けられるかを提案して行動するようになっていきました。

③現場の柔軟な判断や行動に任せる

看護管理者には、スタッフを管理する役割があります。これまでの自身のスタイルは、スタッフに対し指示することが多かったのですが、コンピテンシー学習会の経験から、スタッフの話を聞くこと、看護師長が目指したいビジョンを共有すること、看護師長一人では病棟運営は難しいためスタッフに力を借り協働することを、看護管理観として大切にするようになりました。COVID-19禍という予測不能な状況においては、そのスタイルが、各スタッフの柔軟な判断や行動につながり、すべての看護師が機能して戦力となり、役割を発揮することができたと考えます。

予測不能な現場では、看護師長の指示命令ではなく、現場主体の判断に任せることも重要な看護管理能力であると学びました。そのためには、看護師長として、日頃からスタッフと対話を行い、個々の価値や能力を把握し、能力に合わせた支援をすることが重要と考えます。

心理的安全性について、石井は「日本の組織では、①話しやすさ、②助け合い、③挑戦、④新奇歓迎の4つの因子があるとき、心理的安全性が感じられる」と述べています[5]。COVID-19禍では、助け合いや挑戦、新奇歓迎で、変化する病棟に柔軟に対応できていました。ただ、受け入れ当初、話しやすさという面では、看護師長として話を聞く余裕がなく、指示的になり、職員を疲弊させた状況に追い込んだ場面もありました。

現在は、1on1ミーティングを通しスタッフ一人ひとりを把握し支援しています。今後は、1on1ミーティングという機会に限定せず、スタッフのフィールドで個々の価値観に触れる機会を増やすこと、看護師長とスタッフだけではなく、集中治療室の看護師同士が**偏りなく対話できる、心理的安全性の高い環境にしていくこと**が課題です。

5　看護師長としての理想

COVID-19の経験は、これからも予測できない事態が起こり得ることを想像させました。そのような時代をマネジメントしていく看護管理者に求められることは、**柔軟な看護管理**をしていくことだと考えます。

当院は、看護部理念に「変化する医療に対応できる看護をめざします」と掲げています。43の診療科をもち、特定感染症指定医療機関でもある急性期総合病院です。未知の疾病と遭遇する機会も多いと推測されますが、そこでケアを実践するのはスタッフです。看護師長として、スタッフが最前線で使命を果たせるよう、日頃から心理的安全性の確保され

た職場を築くことが必要です。

これまでの経験から得たように、**スタッフが思いを表出できる機会をもつこと**、**感謝すること**、**ビジョンを共有すること**、**人を大切にする管理を理想とする**ことが、組織コミットメントの強い柔軟な管理につながると考えます。

本稿をまとめるにあたり、認定看護管理者研修で聞いた「看護管理者は孤独である」を思い出しました。看護師長は、病棟管理に責任をもつという意味では、多岐にわたって判断を求められ、決断するときに孤独を感じることもあります。しかし、これまでの経験では、相談できる上司や同僚の看護師長が近くにおり、よい医療を目指すスタッフや医療チームなど、頼りになる多くの仲間に助けられてきました。看護師長だからと完璧を理想とするのではなく、自身の管理能力を磨きつつ、一緒に働くスタッフや医療チームのメンバーと理想の医療を目指していきたいと思います。

クリスティーン・ポラスは[6]、「礼節は人間関係の基礎となる。他人に対する態度、ふるまいに常に敬意があれば、それは自分自身を前進させることにつながる」と述べています。看護管理者として礼節を磨くことで、人脈を形成し、より豊かな看護管理を目指していきたいと思います。

---

6 看護部長の視点

「看護師長学習会」は、看護師長が互いに成長する場です。新任看護師長は、自身の行動で何とか成果につなげようと、部下の行動に焦点を当て、命令・統制によってリーダーシップを発揮する傾向にあります。しかし、経験豊富な看護師長に自らの管理行動を振り返るようアドバイスを受け、スタッフの力を借りて協働することの重要性に気づくことができました。

また、経験豊富な看護師長が、新任看護師長が理解できるよう自分の看護管理行動を説明したり、振り返れるようアドバイスをしたりすることで、自らの管理観を再認識し、成長する機会ともなっています。

昇任したばかりで看護管理に自信がもてなかった看護師長が、現在では先輩看護師長としてアドバイスをする立場となっている様子をみると、頼もしさも感じます。今後も、看護師長自らが自身の管理行動を振り返り、互いに刺激し、成長し合う学習会を継続して、看護部門全体の看護管理力向上を目指したいと考えます。

引用文献
1）井部俊子・中西睦子監修, 井部俊子編：看護管理学習テキスト. 第2版. 第1巻. 日本看護協会出版会；2011. p.5.
2）武村雪絵編：看護管理に活かすコンピテンシー——成果につながる「看護管理力」の開発. メヂカルフレンド社；2014. p.22.
3）前掲書2）. p.37.
4）前掲書2）. p.49.
5）石井遼介：心理的安全性のつくりかた——「心理的柔軟性」が困難を乗り越えるチームに変える. 日本能率協会マネジメントセンター；2020. p.49.
6）クリスティーン・ポラス著, 夏目大訳：Think CIVILITY——「礼儀正しさ」こそ最強の生存戦略である. 東洋経済新聞社；2019. p.310.

参考文献
・武村雪絵編：看護管理に活かすコンピテンシー——成果につながる「看護管理力」の開発. メヂカルフレンド社；2014.

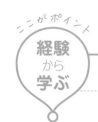

チームメンバー全員でマネジメントする

　執筆者の看護師長・早川さんは、認定看護管理者教育課程ファーストレベル受講時に、「講師が『**看護管理者は孤独である**』と述べられたことを鮮明に覚えています」と述べています。看護管理者であれば、少なからずそのような思いを抱いた記憶があるのではないでしょうか。

　ハイフェッツらは、「リーダーとは、孤独な戦士なのだと信じることは英雄の気分には浸れるかもしれないが、確実に自滅につながる。一人で動くことに執着すると問題を引き起こすことになるだろう。パートナーは絶対に必要なのだ。（中略）複雑な状況に一人で対処することなど、どんなに優秀な人でも不可能だ」[1]と記しています。

　また、P.F. ドラッカーは、「トップマネジメントとは、一人ではなくチームによる仕事である。（中略）健全な企業では組織図における肩書の如何にかかわらず、トップマネジメントの役割はほとんど常にチームで遂行している」[2]と述べています。

　このように、ハイフェッツとドラッカーは「**一人のリーダーの指揮・命令の下ですべてを管理できるものではなく、必ずチーム（フォロワー）の力が必要である**」ことを示唆しているのです。

　本事例で、早川さんは、学習会やさまざまな経験を通して、**看護師長としての考え方の転換・成長のプロセス**をわかりやすく記述しています。看護師長初期の頃は、スタッフへの命令・統制によってまとめるリーダーシップのスタイルであったのが、看護管理者のコンピテンシーの学習会や「新任看護師長」のプリセプターの経験、新型コロナウイルス感染症の管理経験を通して、自らの管理観が変わってきたと述べています。

　たとえば、①看護師が主体的に話し合うことができる環境づくりの重要性、②ものごとを決断するときには、スタッフの意見も取り入れて多角的に判断したうえで決断する、③感染管理ではスタッフの安全を最優先する、等々です。それまでの「看護師長が命令・統制を行う管理」ではなく、**医療チームメンバー全員でマネジメントする、新たなリーダーシップのスタイル**を確立していることがうかがえます。

　まさに、「経験」を通して新たな看護管理のスタイルを学ぶことができた事例といえるでしょう。

（佐藤エキ子）

引用文献
1 ）ロナルド・A. ハイフェッツ, マーティ・リンスキー著, 竹中平蔵監訳：最前線のリーダーシップ. ファーストプレス；2007．p.144.
2 ）P.F. ドラッカー著, 上田惇生編訳：マネジメント：基本と原則　エッセンシャル版. ダイヤモンド社；2001．p.226.

部署異動により得たマネジメントの視点と変革に向けた実践の手応え

竹神厚子 • 伊那中央病院副看護部長
小池松美 • 同院看護部長

本事例のキーワード ▶▶▶ 管理者の計画的な育成　昇格後の支援・教育　権限委譲　病棟を俯瞰する
部署異動　自分の行動で組織が変わる　実践をまとめて発表する

伊那中央病院 [2022年9月現在]

病床数：394床
診療科数：29科（専門外来14分野）
看護職員数：503人
看護管理者数：79人（看護部長1人、副看護部長4
　人、看護師長17人、看護師長補佐24人、主任
　看護師33人）
看護配置：急性期一般入院料1（7対1）、回復期リ
　ハ病棟入院料3（15対1）
平均在院日数：8.7日

1　はじめに

　伊那中央病院（以下、当院）は、長野県南部に位置しています。上伊那二次医療圏の中核病院として、災害拠点病院、地域がん診療連携拠点病院、地域医療支援病院などの役割を担っています。

　当院看護部の職階は、看護部長、副看護部長、看護師長、看護師長補佐、主任看護師です。私（竹神）が看護師長に昇格した10年前頃より、看護師長のなり手がいないことや看護管理者の世代交代が迫っていることが明らかになりつつありました。そのため、私は主任看護師を3年経験したところで、看護師長補佐の職位を経験することなく看護師長に昇格しました（現在は、職位を飛び越えての昇格はありません）。

　看護師長としての経験を積む中で、看護管理者の育成は当院にとって喫緊の課題であることを実感しました。現在は、その課題をクリアすべく、**次世代の看護管理者を計画的に育成するシステムや看護師長への昇格後の支援・教育のシステム**を、少しずつではありますが整えています。

2　看護管理者の教育システム

A 強靭な看護管理体制の構築を目指して

　当院の課題として、定年退職による看護管理者の大規模な世代交代があります。それはすでに始まっており、現在の看護師長17人のうち、3年以上の経験がある者は半数程度です。そのため、次世代の看護管理者を育成することと、看護管理者の力を存分に発揮し強靭な組織をつくることを目的とし、2016年より「強靭な看護管理体制（以下、新看護管理体制）」の構築を目指して、「看護師長と看護

師長補佐の二人三脚による看護管理システム」を開始しました[1]。

特徴的なのは、看護師長補佐の夜勤回数を減らし、**看護師長と看護師長補佐の両名で病棟管理業務を行う「管理の日」**を毎月1～2回ずつ設けていることです。この日は表Ⅱ-2-1に示すような管理業務を協働して行っています。

新看護管理体制は病院経営プランの中長期計画に挙げ、これを構築・維持するために毎年看護師を1～2人多く雇用し、計画的に各部署に配置しています。現在は、夜勤のできる看護師を5つの部署に配置し、看護師長補佐の夜勤を月3回程度として「管理の日」を実施しています。

2016年から新看護管理体制を開始し、さまざまな紆余曲折を繰り返しながら、現在の状態に至っています。「管理の日」を設けたことで、看護師長への昇格者からは、「管理の日があったので、業務に関しては困らない」との言葉も聞かれています。2021年度からは、**主任看護師に対しても「管理の日」を導入**する方針になりました。

B 新任看護師長の教育・支援

看護師長の教育に関しては、2020年度から、新任看護師長の教育・支援体制を構築しました。具体的には、数年前から開催している「業務研修」「シャドウ研修」「かるがもランチミーティング」「看護管理塾」などを活用し、副看護部長主導で仕組みづくりをしました（表Ⅱ-2-2）。かるがもランチミーティングとは、毎月1回、新任看護師長と副看護部長が昼食をともにし、ざっくばらんに困りごとなどの話をする会です（現在は、コロナ禍において昼食はともにせず、1時間程度話をする機会を設けています）。

また、新任看護師長育成計画書（表Ⅱ-2-3）を作成し、副看護部長が新任看護師長面接時等に計画実行の確認と指導を行っています。さらに、**メンターシップを導入**し、新任看護師長1人に対し1人の先輩看護師長をつけ、日々の困りごとの相談ができるようにしています。評価表は、東京大学医学部附属病院看護部のコンピテンシー[2]を活用し、副看護部長との面談時に振り返りをしています。新任看護師長の教育に関しては、この教育システムで支援を受けた新任師長から意見をもらい、毎年見直しをしています。

一方で、看護師長になると、看護師長補佐のときには経験し得なかった細かな事務的作業の依頼、アクシデントが起こったときの迅速かつ適切な対応、スタッフ一人ひとりの問題対応など、自身が主導となり、次々に起こる目の前の事態に対応する必要があります。当然ながら、看護師長の仕事に慣れるのには時間と経験が必要です。

C 経験のある看護師長への教育・支援

経験のある看護師長への教育は、自己研鑽に加え、情報収集した内容を管理に活かすことを目的とし、年に1回、**看護師長の学会参加**を出張として認めています。希望者にはセミナー参加費の支援もしています。また、日々の中では、3人の副看護部長が分担して看護師長を支援しています。

また、メンターとして新任看護師長の悩みをともに解決することと、新任看護師長教育の業務研修の講師を担当してもらい、経験のある看護師長の成長も促しています。

2021年度は、管理者ラダーワーキンググループを立ち上げ、「病院看護管理者のマネジメントラダー 日本看護協会版」をもとに、今まで使用していた職階別看護基準を照らし

病棟管理	病床管理	安全で倫理的配慮を考慮したベッドコントロールができる（男女混合部屋への配慮ができる・患者の背景が考慮できる）
	看護必要度の管理	重症度、医療・看護必要度の未入力項目の確認をする
	医療安全管理	インシデントレポートの対策を立案し早期(7日以内)に入力できるような体制をつくる
	リスク管理	作業環境が要因となるインシデントを減らす
	業務改善	部署における業務上の問題点が見つかり、業務改善に着手できる（部署のやり方に任せる）
	目標管理	部署目標がすべてのスタッフに浸透し、それを反映した個人目標の支援ができる
		小集団活動がPDCAを回しているか評価できる
	書類管理	休暇簿が100％記入できる（付箋がついて戻ってこない）／改善策が検討できる
		超過勤務および夜勤勤務表が100％記入できる（付箋がついて戻ってこない）／改善策が検討できる
		勤務実績の変更が1週間以内にできる（勤務実績と休暇簿・夜勤回数が100％一致する）／改善策が検討できる
		院外研修受講希望申請書と研修資料が前月の第一師長会までに提出できる
		復命書の内容は出張伺いと整合性がある（日付が3日以内・出張場所の間違いがない）／未提出がゼロとなる
		提出物が期限内に提出できる
スタッフの管理	労務管理	勤務時間内に勤務表を作成できる(師長・師長補佐とも)／勤務表作成日を作る
		管理のための時間外勤務を減らす
		スタッフの悩みに速やかに対応できる（メンタル不調のスタッフがいない／未然に防ぐことができる）
	スタッフの育成・教育	目標面接のフィードバックが以前より早くできる（コメントをその場で書けないこともあるので、以前より早くなったと実感できればよい）
		接遇に対する改善が必要なスタッフを減らす（【問題あり】ととらえているスタッフが減少する）／指導できる
		スタッフのスキルアップ・キャリアアップ支援ができる（認定看護師・専門看護師希望者の支援ができる／必要時、院内・院外研修受講参加の声がかけられる／学会発表・学会参加の支援ができる）
		規律を守ることができる（当たり前のことができる：ユニフォームの片付け／休暇簿の記入／院内の周知事項等）
	時間管理	研修や委員会の遅刻・無断欠席ゼロ／研修に遅刻・欠席する場合は連絡するように指導する
		スタッフの超過勤務を減らす(超勤の傾向を分析する)
患者家族への対応	退院支援調整	退院支援ラウンドに参加でき、必要なアドバイスができる
	患者家族への対応	患者ラウンドが毎日できる（スタッフに問題点の提起ができる／褒める／フィードバックが速やかにできる）
		クレームが減る（クレームの処理方法と活かし方の検討をする）
連携体制の強化	院内での連携推進	他職種との交渉のスキルが上がり、他職種との連携がスムーズになる
	地域連携の推進	必要時、他施設との連携や調整が図れる
経営への参画	経営への参画	診療報酬で算定可能な事項に早期に取り組める
	経営を意識したマネジメント	コスト意識を高め、コスト漏れが少なくなる
		物品が過不足なく管理できる（期限切れをつくらない／診療材料購入カードを紛失しない）ための指導をする

Ⅱ

2

表Ⅱ-2-2 新任看護師長への支援内容

Ⅰ．業務研修

日時	内容	担当者
4月〇日14時〜 看護部長室	【総合】看護部の目指す姿／師長としての心構え／師長会の臨み方／メールの使用法ほか看護部長が伝えたいこと	看護部長
4月〇日15時〜	【医療安全】リスクマネジャーとして／インシデントレポートについて	医療安全室長
4月〇日14時〜	院外研修の申し込み・出張伺い・復命書について／スタッフ妊娠時の手続き／療養休暇（診断書あり）の手続き	〇〇師長
4月〇日14時〜	勤務表作成システム／実践入力方法／診療報酬届出様式9（看護要員の過不足と夜勤72時間クリアの有無）用紙の見方／夜勤者の確保についてなど	△△師長 副看護部長
5月〇日14時〜	診療報酬関係本の見方／施設基準について	副看護部長
5月〇日14時〜	目標管理の面接方法	□□師長
5月〇日14時〜	労務管理／超過勤務対応など	副看護部長
その他	※新任看護師長からの希望研修がある場合は、5月〇日以降に計画する	

2．シャドウ研修
- 目的：経験のある看護師長のマネジメントについて学ぶ
- 実施時期：8月以降
- 目的・目標、具体的行動計画を各自立案する（形式の指定なしA4サイズ1枚）
- 実施後は、振り返りを副看護部長に提出する（形式の指定なし）

3．かるがもランチミーティング
- 目的：①新任看護師長の業務の習得状況や部署での業務改善への取り組み等を確認する
　　　　②他の新任看護師長と情報共有する
- 日時：毎月第4金曜日・11時〜

4．新任看護師長の成果発表
- 目的：①自部署を振り返り、課題を明確にできる
　　　　②プレゼンテーション能力を養う
- 方法：7分間のプレゼンテーション
- 実施時期：2月の看護管理塾開催時（状況により2月の師長会で発表）
- 内容：①自部署の問題分析と実施した業務改善
　　　　（PDCAサイクルを回したことがわかるようにまとめる）
　　　　②次年度に向けた課題

合わせ、**当院独自のマネジメントラダー**を作成しました。

　現在、看護管理者の教育については、職階ごとの教育になっていますが、今後はマネジメントラダーに沿って、主任看護師から看護管理者全体を体系的に教育できる仕組みを整えていきたいと考えています。また、看護管理者になる前の中堅看護師に焦点を当てた教育研修も検討しています。

3　私を成長させた看護師長・主任としての経験

　私は、看護管理者として教育を受けていない中で看護師長に昇格し、師長としてさまざまな経験を積みました。現在、副看護部長として役割を担っているわけですから、主任看護師時代からの経験による成長があったからこそだと思っています。

　ここからは、私を成長させた経験について紹介します。

目的：新任看護師長のマネジメント能力の向上を図る
目標：新任看護師長の「人間性」をさらに磨き、看護管理者としての資質向上と師長業務の効率的なマネジメントを身につけることができる

	目標	育成担当者 （副看護部長）	実施状況	備考
4月	1) 師長の役割を理解し行動できる ・超勤・休暇簿の整理 ・院長ラウンドの対応 ・勤務表作成 ・スタッフへの対応 ・部署での所信表明 2) 新任師長評価表の初回評価が実施できる	・業務基準の確認 ・e-ラーニングの案内 ・日々の相談への対応		・1部署の院長ラウンドに同行し対応を学ぶ（シャドウ） ・年1回の管理者研修または学会の参加を検討する ・業務研修への出席 ・かるがもランチミーティング参加
5月	1) 担当副看護部長との面談で、今年度の目標の確認と具体的行動の整理ができる 2) 病院委員会と看護部との連携の役割が果たせる 3) スタッフ面接が開始できる	・初回面接 ・日々の相談への対応 ・新任師長評価表の確認とアドバイス		
6月	実践確認ができる（毎月）			院内の管理者研修会受講
8月	先輩師長の管理シャドウ研修を企画し、実施できる			シャドウ研修の企画
9月	1) スタッフや部署の中間評価ができる 2) 3月までに業務改善の管理実践ができる	・中間面接を行う		院外師長交流会参加
11月				看護を語る会参加
2月	1) スタッフや部署の最終評価ができる 2) 今年度の振り返りと次年度への課題が明確にできる	・年度末面接を行う ・新任師長評価表での最終評価の実施		看護管理塾で発表
3月	部署目標の評価から来年度の部署目標の大枠が決められる			合同看護管理者会で発表

〈運用方法〉
・年度の初めに、新任看護師長に対して担当副看護部長を決定し、両者で計画書を確認する
・実施状況の確認は担当副看護部長と調整し、6月までは毎月、以後は面談時に確認する
＊別紙　師長年中行事を確認する

A 権限委譲された経験

①師長代理として、看護観に基づく管理観に気づく

整形外科病棟の主任看護師時代、上司である看護師長が、認定看護管理者教育課程セカンドレベルを受講することが決まりました。看護師長不在時、**師長代理を任される日**が多々ありました。当時の整形外科病棟（50床）は常に満床状態にあり、予定入院にプラスして、緊急入院を受け入れるというベッドコントロールが必要でした。手術患者は当病棟で受けるという看護師長方針のため、整形外科の入院患者は、当病棟で受けるしかありませんでした。手術後、回復に向かっている患者を他の病棟へ移動し、新たな患者を受け入れるという状況が来る日も来る日も続きます。

満床でもさらに入院患者が来るかもしれないという油断できない状況に、スタッフも疲弊し、文句を言い、私を困らせます。不安でいっぱいでした。しかし、とにかく受け入れ

るしかないという一心で、スタッフを説得し、無我夢中で他の病棟看護師長を相手に交渉し、ベッドコントロールをしました。**看護師長がいない病棟を何とか守らなければならないという責任感**のみで一日を終えました。

どうしても困ったときには副看護部長に提案をもって相談しました。すると、「それでいい。大変な中、よく頑張っている」という言葉をもらいました。この言葉は、「これでいいんだ。私はできている」という自信になりました。一方で、私が、「こんなに多くの患者を今日はもう受けられない」というネガティブな発言をしたときには、「**自分が患者だったらどうする?**」という問いかけが返ってきました。

この問いかけは、看護師としての私はこれでいいのか、看護管理者なのに、看護の視点を失っているのではないか、これではいけない、どうするのが最善なのかなど、深く考えるきっかけとなりました。以後、いつも**看護観からの管理観**を考えて行動できるようになりました。

②主任看護師として、看護の質の担保を目指す

師長不在期間があったことで、**主任看護師の視点で病棟を俯瞰する**ようになりました。患者が激しく入れ替わり、スタッフも徐々に入れ替わる中、整形外科病棟の看護師として整形外科看護の質を上げたいと考えるようになりました。看護師長に、「スタッフの入れ替わりがあっても、なるべく同じレベルで看護ができるようにしたい。特に整形外科の看護は、奥が深いけれど、覚えるととてもわかりやすい。整形外科特有の疾患別業務基準やチェックリストなどを整備し、それに基づいた看護をすると、質を担保した看護が提供できるのではないか」と話をしました。すると

「気づいてくれてとても嬉しい。一緒にやるから、ぜひともあなたが計画して実行してほしい」との返答がありました。

看護師長不在の間に管理に関するさまざまな経験をし、さらに私の気づきを認めて任せてもらえたこと、それが形に残る仕事になったことは、大変嬉しい経験であり、看護師長への道へつながったと考えます。

B 部署異動の経験
①同じ部署に居続ける不安

私は、整形外科病棟にスタッフとして異動し、その部署で昇格し、5年間看護師長を経験しました。合計9年もの間、整形外科病棟での看護を経験する中で、「整形病棟は単科だから」「2年いれば整形外科の看護は網羅できるよね」「整形外科の看護師は急変対応が弱いよね」などの言葉を受けることがありました。**同じ部署に居続けることで、取り残されてしまうのではという不安**を感じるようになりました。同時に、他の部署ではどんな素晴らしい看護が繰り広げられているのか経験したいと思うようになりました。

しかし、部署異動の希望を出しても、異動のタイミングがなかなかありませんでした。また、「看護師長として行くなら、その科の経験がないと厳しいかもしれない」という上司からの言葉もあり、定年までまだ10年以上ある**看護師長時代をどう過ごしていくか**、大変不安に感じていました。

②異動することで見える前任者のマネジメント

そんな中、ようやく異動の機会が訪れました。大きな不安と喜びの中で、新しいスタッフとの出会い、新しい環境での看護師長の仕事は新鮮でした。もちろん、その部署でスタッフが実践している処置やケアについて必要な知識は自己学習が必要です。しかし、**看護師**

長は「ヒト」と「組織」をマネジメントすることが主な役割です。看護師長として3部署の経験をしましたが、その部署の詳細な治療やケアを知らなくても、看護組織のマネジメントは可能であることを実感しました。

部署を異動することで、**前任者が行ってきたマネジメントがよく見える**ため、学ぶことも多くありました。一方で、自身の目で組織を俯瞰することで、改善したほうがよいことも見えてきます。そのテコ入れは自身の仕事であることがよくわかります。

③3年で結果を出す

私は、看護師長は1部署3年程度で異動することが望ましいと考えています。**1年目で新しい組織を見つめ、2～3年目で自身が目指す看護管理をする**ことで、結果を出せると思うからです。もちろん、組織の成長度によっては、5～6年在籍することが必要かもしれません。しかし、部署の課題に関してはスピード感をもって改革を進める必要があり、現状維持では現代の流れには追い付いていけないと思っています。

柔軟に対応できる組織であるためには、長期在籍は必ずしもよいこととは限りません。在籍するスタッフと程よい緊張感がなくなり、馴れ合いになります。また、「ゆでガエルの理論」に当てはめて考えると、見なければならないものが見えなくなると考えます。よって、3年程度の期間で結果を出し異動することが自身の成長と組織の活性化につながると思います。部署異動は不安な面も多々ありますが、それ以上に多くの学びが得られることは間違いないと実感しています。病棟以外にも、外来や地域連携室、訪問看護ステーションなどの**他部門への異動**も、看護管理の視点が広がり、ゆくゆくは**看護部の生産性を上げる**ための一助となると考えます。

C 適切なタイミングでの看護管理者研修受講の経験

①看護師長になることの決意と学びへの意欲

私は、一大決心をして看護師長になりました。昇進時は、看護管理について、ほぼ知識のない状態でした。看護管理者としての学びが大変浅い状態での昇格でしたので、**スタッフと看護師長の仕事内容の違いに苦労と苦悩**の連続でした。しかし、看護管理者として活躍するという決心をしたわけですから、とにかく学ばなければという闘志がありました。

当院では、年に2人ずつ認定看護管理者教育課程を受講する計画がありました。私は、ぜひ研修に行かせてほしいと申し出て、看護師長1年目でファーストレベルを受講することができました。その後、看護師長を数年経験し、次の部署へ異動する前年度にセカンドレベル、そして副看護部長に昇格した年にサードレベルを受講することができました。

②管理者として学び続けるということ

キャリアの節目の時期に、現場での管理と学んだ知識を結びつけて考えられたことで、今まで受けた研修の中でも、一番活きた研修になったといえます。その後もさまざまな局面で、学びの引き出しから知識を取り出し、実践に結びつけています。**学習の方法や習慣が身についた**ことにより、学ぶことが苦痛に感じなくなりました。むしろ「知りたい。知っておきたい」という前向きな気持ちに変化しています。**学びの引き出しをアップデートしながら、必要に応じ活用できている**ことは、自分自身でも驚くべき大きな成長であると感じます。

学びを実践に活かすことで成果が上がります。「強靭で柔軟な組織にする」という看護部方針を常に念頭におき、ことあるごとに学んだ知識を応用して活かすことが、とても楽

しみでなりません。看護管理の醍醐味を感じ
ています。

D 組織改革の経験

①超過勤務の多い部署への異動

看護師長として、日勤者が毎日3時間程度
の超過勤務になっている部署に異動したとき
のことです。「○○病棟は大変だから異動し
たくないと言っているスタッフがいるのよ。
困っちゃうわ」と看護部長が言っていたこと
がありました。また、スタッフから、「師長
さん、○○病棟は帰りも遅いし、本当に大変
だから3日以上の連続勤務をつけないでくだ
さい！」と言われたことがありました。

同じ病院内で、部署により超過勤務時間の
格差があることや、勤務の大変さが配属拒否
の理由になることに違和感を覚えました。私
は、この部署の看護師長として何ができるの
か考えました。そして、「**スタッフが自部署
に帰属意識をもてることや、健康で働きやす
い部署へ改革する**ことで、生産性が上がる組
織になる。この部署で働きたいと思える組織
にしたい」という考えに至りました。

②業務改善に向けた取り組み

そこで、まずは業務改善に力を入れました。
自部署の師長補佐と主任看護師に私の方針を
伝え、さらにスタッフに伝えて協力を依頼し
ました。方法については、前述のセカンドレ
ベルでの学びを活かし、経営資源である「ヒ
ト・カネ・モノ・情報・時間」をフル活用して
課題解決をしていきました。省ける業務はな
いか、チーム間の業務格差はどうしたらよい
か、物品の過不足はないか、動線の悪さはな
いか、スタッフ一人ひとりが「今日も定時で
帰れない」ではなく、「定時を目指して頑張
る」という意識をもつにはどうしたらよいか
など、もてる知識を活用し行動に移しました。

医師をはじめ、他部門の長とも交渉をしま
した。反対勢力があることは想定内でしたが、
少しずつ組織に変化が起こり、目に見える結
果が出たとき、これでよかったのだと自己承
認しました。内省すべき点も多々ありました
が、**自分の行動により組織が変わっていくこ
と**を実感する気持ちよさは、自信と、その後
の実践につながりました。また、私の方針に
賛同してくれ、協力してくれる仲間の存在を
とても愛おしく感じました。

この改革の経験をきっかけに、今も小さな
改革を継続しています。看護部幹部として、
今後、世の中の状況に合わせ大きな組織改革
が必要になることもあるでしょう。そのよう
なときにもこの経験が活かせると思います。

E 実践したことを発表するという経験

私は、人前で話をすることや、発表するこ
とが大変苦手です。看護師長になった当初は、
朝のミーティングでさえも、緊張して言いた
いことが半分しか言えないという状況でし
た。日頃からの学習不足による語彙力の低さ
や、人に伝わるプレゼンテーション能力の未
熟さがあったからです。さらに、考えをまと
めてわかりやすく伝えることが苦手だったか
らです。

しかし、看護師長になるとそのようなこと
は言っていられません。看護部長から、「あ
なたが行った業務改善の取り組みを5分にま
とめて発表してほしい」「長野県看護協会で、
中間管理者育成について発表してきてほし
い」「サードレベルで学んだことを管理塾で
発表してほしい」などの依頼をされるように
なりました。スタッフ時代にも、看護研究な
どで何度か発表する機会はあり、**自分の行っ
たことをまとめる**ことは、大変さ以上に充実
感があることは何となく実感していました。

看護部長からの依頼は、自分が認められているからこそと受け止め、挑戦しました。自己の弱みを克服するための努力は怠りませんでした。たとえば、どんな質問を受けてもスムーズに答えられるように準備したり、使う言葉の意味を調べたりすることに時間をかけました。また、視覚に訴えるにはどうしたらいいか考え、伝わる資料を作成する工夫をしました。発表という経験をするたびに、一段階ずつ成長できているという実感がもてました。それは、聴講者の評価からもわかりました。人前での発表は大変緊張しますが、慣れてくるものです。また、自信もつきます。さらには、このような経験をすることで、研修や会議の場所で発言することができるようにもなりました。小さな発言でも、組織を発展させていくための一助となると信じています。

4 看護部長の視点

私（小池）の看護師長時代に、竹神さんが看護管理者になるプロセスを目の当たりにしてきました。苦労しながらも歩んできた道は、やりがいとなり現在に至っています。

主任看護師時代からの部署マネジメントにおける気づき、看護師長からの支援、また役職を飛び越しての看護師長昇格と、さまざまな経験をする中で、看護管理者の世代交代をチャンスととらえ、看護部を新たな世代へつなぐ役割として、さらに力を発揮できるものと期待しています。

引用文献
1）花岡佳子：強靭な看護管理体制の構築を目指して—看護師長と看護師長補佐の二人三脚. 看護管理. 2019；29（1）：31.
2）武村雪絵編：看護管理に活かすコンピテンシー—成果につながる「看護管理力」の開発. メヂカルフレンド社；2014：117-121.

II
2

管理者を育てる意図的な取り組みと、「看護師」としての管理者

　病院の課題として、定年退職による管理者の大規模な世代交代があることを受け、看護部組織を挙げて「管理者の意図的な育成」に取り組んでいることが伝わってきました。「管理の日」を設定し、師長と師長補佐が協働して管理業務を行うなど、独自のユニークな取り組みがあることがわかります。

　認定看護管理者教育課程が始まる前から、**「師長補佐や師長になるとき、看護師は自分の経験の中で出会った補佐や師長をモデルにしている」**といわれていました。現在でも変わらないのだろうと思います。モデルになるような師長と働いた経験はかけがえのないものですが、必ずしもそういう経験がもてない人もいると思います。また、部署が異なっていることや職場の状況・環境の変化があるのですから、やはり自分で現状に向き合い、自身の力で切り開いていくことが、役割を果たすことになるのではないでしょうか。本事例の場合、師長と師長補佐がともに管理をする日を設けることで、**意識的に管理者の役割を知ること**につながっているのだと思います。

　私は、看護管理者の役割には「看護（実践）を管理すること」と「看護師を管理すること」があると思います。竹神さんの「自分を成長させた経験」の中に、「師長代理として、看護観に基づく管理観に気づく」という内容があります。私は、**看護管理者は、師長（主任）である前に看護師である**ということを大事に考えています。「師長が持つ看護師としてのアイデンティティについて再確認し、看護師としての師長が担う看護管理の目的について考える」[1]ということです。

　竹神さんは看護師長不在の際に師長代理の役割を担ったとき、何が最善なのか深く考えたことが書かれていました。**看護の視点を失わずに管理をすることが大事である**ことを、ご自身の経験の中でつかみ取っていると思いました。「省察しつつ、実践する」ことであると思います。「省察；reflection」は、ドナルド・ショーンの著書『専門家の知恵—反省的実践家は行為しながら考える』[2]の中に書かれています。「反省的実践家」としての概念は、「行為の中の知（knowing in action）」「行為の中の省察（reflection in action）」「状況との対話（conversation with situation）」にあるとされていますが、まさに竹神さんの実践を表していると思います。

（佐藤紀子）

引用文献
1）佐藤紀子：師長の臨床—省察しつつ実践する看護師は師長をめざす．医学書院；2016．p.138-139.
2）ドナルド・ショーン著，佐藤学・秋田喜代美訳：専門家の知恵—反省的実践家は行為しながら考える．ゆみる出版；2001．p.215.

仕事を任せることで
自身もスタッフも成長していく

安東克子 ● 医療法人社団誠馨会総泉病院看護師長
田家好美 ● 同院看護部長

本事例のキーワード ▶▶▶ 思考の方向転換 ｜ クレーム対応 ｜ 仕事を任せる ｜ スタッフの成長・やりがい ｜ 開き直る ｜ 管理者としての軸をもつ ｜ 学習と経験を結びつける ｜ 根拠をもって判断する

総泉病院 [2022年9月現在]

病床数：353床（療養病床254床、介護医療院99床）
診療科数：7診療科
看護職員数：106人（非常勤含む）（ほかに介護職123人）
看護管理者数：17人（看護部長1人、看護副部長1人、看護師長8人、看護主任7人）
看護配置：療養病棟入院料1（20対1）
平均在院日数：438.0日

1 はじめに

A 施設概要

　医療法人社団誠馨会総泉病院（以下、当院）は、医療療養病棟3病棟、特殊疾患病棟2病棟、介護医療院2療養棟の計353床を有する療養型病院です。「信頼と尊重」という病院理念と、「あなたの心に寄り添い、笑顔と思いやりのあるケアを提供します〜あなたに寄り添い、あなたらしさを尊重し支えます〜」という看護部理念の下、私たち看護部は看護職と介護職とで協働し看護を提供しています。

B 看護師長になるということ

　私（安東）は高校卒業後、看護専門学校にて学び、1999年に看護師免許を取得しました。急性期病院で5年間勤務した後、当院へ転職し現在に至ります。

　当院の社会的役割や地域への貢献に誇りをもって働いていますが、決して特別な経歴の持ち主ではありません。数年前までは、自分が看護師長（以下、師長）になるなど、思いもよらないことでした。

　2019年、それまで長く在籍していた病棟で師長になり、2年間勤めた後、異動して1年が経ち、現在、師長4年目となりました。当初は自信などなく、**責任と重圧**そして**負担感**から、師長になることを躊躇していました。しかし、師長になる機会は誰にでも訪れるものではありません。光栄にも選出されたこの機会に、「やる前に諦めるより、やってダメなら諦めよう」そう思って挑戦することにしました。この3年間を振り返ると本当にいろいろなことがあり、幾度となく、この目まぐるしい日々から逃げ出したいと思いました。

それでも今、師長を続けることができているのは、**悩みや苦労があっても、それ以上に得るものがある**からなのだと思います。最初の1年を何とか乗り越えたとき、至らないながらも1年間病棟を維持できたことに達成感を覚えました。ありがたいことに、上司から「**成長した、強くなった、変わった**」などと褒めてもらうこともあります。自分ではそれを実感できないことも多いのですが、時々ふと何かが吹っ切れて、**思考の方向転換や視点の切り替えができたり、自ら気づきを得たと感じたり**することがありました。おそらくそれが、私の「師長としての学びや成長」なのだろうと思います。

2 教育システム

当院における看護管理者向け研修の概要については、**表Ⅱ-3-1**をご参照ください。

3 私を成長させた師長としての経験

今回、いくつかの事例を振り返りながら、師長としての学びや成長を整理してみたいと思います。ご参考までに、これからご紹介する経験を図Ⅱ-3-1に時系列で表します。

A クレーム対応から学ぶ

①患者家族の信頼を損ね、クレームを受ける

これまで何度となく、自部署でのクレームを経験してきました。クレームをもらって嬉しい人はいないと思いますが、私ももちろん苦手です。師長になる前は自分の立場に甘えて、どこか他人事のように考えていたと思います。

ところが初めて師長になったと同時に、クレームをいただいてしまいました。内容は、自ら訴えることのできない患者さんの体位交換に関して、**ご家族の信頼を損ねる出来事**があり、そのために褥瘡ができたのではないかと疑念を抱かせてしまったというものでした。

このとき、ご家族の話を傾聴し、今後いっそう注意を払うなどと説明しても、なかなか信頼を回復することはできませんでした。それも当然です。職員は人である以上、意識する、注意を払うと言っても、絶対にミスを起こさないという確証はありません。その後、起きたことの経緯を明らかにし、スタッフ間で検討のうえ、マットレスの自動体位交換機能と、通常通りの職員の定期的な体位交換を併用することになりました。これにより、仮に職員のケアが不十分だったとしても、機械

表Ⅱ-3-1 看護管理者向け研修の実績

年	看護師長	主任
2019	「管理塾」 ・師長業務規程 ・管理業務についての講義(組織管理、質管理) ・事例検討グループワーク	
2020	・看護管理指標「MaIN-2」を使用した自施設、自病棟の看護管理評価と課題の抽出 ・近隣の系列病院師長との合同研修による交流、情報交換	「主任塾」 ・主任業務全般の講義 ・事例検討グループワーク
2021	・「MaIN-2」による学びの発表	・センサー器具、転倒転落アセスメントに関するマニュアルの検討と改訂を主任塾内で実践
2022 (予定)	・主任へ向けた「MaIN-2」についての講義	・「MaIN-2」についての講義 ・「MaIN-2」による学びの発表

が作動してくれると、何とか一つの安心感を
もっていただくことができました。

　このことを病院全体で共有し、統一した改
善策を検討・実施することをご家族に伝え、
理解を得ることができました。実際に、ベッ
ドサイドに掲示される体位交換チェック表
も、使いやすくかつご家族に誤解を与えにく
いように見直し、院内で統一しました。

②毅然とした態度で適切な対策をとる

　このときの経験は、私にとって大きなもの
だったと思います。普段どんなによいケアを
していても、一度信頼を損なうと、他のケア
まで信頼を失うこともあると痛感しました。
このようなとき、慌てて取り繕ったり、謝っ
て鎮めようとしたりするのではなく、経緯や
原因を明確にし、具体的な対策をとることで、
少しずつ安心と信頼を回復していけるように
努めなければならないと学びました。

　また、私たちは仕事の効率や動線を考えま
すが、それが自分たちの都合だけで、患者さ
んが私たちの仕事に合わせるような方法で
あってはいけません。あくまでもケアの質を
低下させないよう、患者さん中心に業務を組
み立てていかなければならないと胸に刻む経
験となりました。

　一方で、難しいご要望に苦慮することも多
くあります。当院では患者さんご自身からよ
りも、ご家族からご要望をいただく場合がほ
とんどです。状態に応じて提供している治療
やケア以上のことを求められ、それができな
いと伝えてもなかなかご理解いただけず、長
時間の対応になってしまうこともありました。

　病院のルールからはみ出した無理な要望を
お断りすると、「人道的な対応をしてほしい」
と非難するように言われたり、声を荒らげて
威圧的に言われたりすることもあります。こ
のような態度をとられると、どうしてよいか

わからず黙ってしまい、圧倒されてしまいそ
うになります。

　しかし、患者さん側にも病院のルールを守
る責務があります。それを個人の事情で無視
することによってリスクが生じたり、一人に
過剰に対応することで他の患者さんのケアに
支障をきたしたりすることは避けなければな
りません。当院では「患者さんの責務」が明
文化されているので、必要に応じてそれを提
示しながら説明できるよう、師長だけでなく
スタッフたちが病院の方針やルールを理解し
ておくことが大切であると学びました。

　ただし、対応を間違えるとより悪い方向に
進んでしまう可能性があります。上司への報
告と、病院全体で共有して適切な対応を検討
し対策を立てることが重要です。また、大き
な声を出すような相手の場合には、自分一人
で無理に解決しようとせず、応援を呼べるよ
うに体制を整え、いざというとき、スタッフ
たちが慌てず行動できるように周知しておく
必要があることも、経験を通して学んだこと
です。

B 仕事を任せる

①問題を解決するのは師長の仕事?

　自分が師長になる前、師長はいつも遅くま
で残っていて、とても大変そうに見えました。
何か問題が起こると解決するのは師長で、そ
れがうまくいかなかったり、スタッフへの負
担が大きかったりすると新たな不満が生ま
れ、つらい役割を負っているように感じてい
ました。

　師長1年目のとき、上司からはよく、「ス
タッフに仕事を任せるように」と言われまし
た。当時の私は、仕事を任せると言っても何
を任せればよいのかがよくわからず、また自
分が担っていた仕事を人に委譲することにも

苦手意識をもっていました。人に仕事を任せると、先に述べた理由から、「相手の負担感が増して文句が出るのではないか」「私との関係性が悪くなるのではないか」という不安がありましたし、細かくやり方を説明するのが面倒で、自分でやってしまうほうが楽だという思いもありました。しかし、今振り返ると、**師長の仕事を理解していなかったことが仕事を任せられない一つの理由**だったのだと思います。

私が主任だった頃、一時的に師長が不在だった2カ月ほどの間、留守を預かったことがあります。とは言っても、毎月決められたデータの集計や入力作業などを行っていただけで、師長の代行と言うほどのものではありません。しかし、師長になりたての頃の私には、師長の仕事として具体的にわかるのはこれだけでした。もちろん、病棟責任者としてさまざまな判断をしたり、トラブルに対応したり、人材や資材の管理をしていることは知っていましたが、それをどのように行っているのかはわかりませんでした。スタッフに仕事を任せるように言われても、どんな仕事をどのように任せればよいのかわかりません

でした。

②スタッフがもつ力

師長の肩書がついたその日から、突然、師長としての能力が身につくわけではありません。ところが、責任はその日から発生します。**スタッフからは業務に関する不満や問題が早速投げかけられました。**その都度、私は、解決策を一生懸命考えて提案していました。

ある日、転倒リスクが高くセンサー器具を使用している患者さんについて、「センサーコールが頻回すぎて仕事にならないので、どうにかしてください！」と、スタッフのAさんが訴えに来ました。おむつ交換で忙しい時間帯に患者さんのコールが鳴りやまず、ストレスが爆発したような様子でした。それまでの私であれば、自分の能力が足りないと責められているような気になり、**自分が何とかしなくては**と考えて行動していたでしょう。しかしこのとき、内心やりきれない気持ちとともに、何か吹っ切れたような感じがしたのを覚えています。「自分たちでも何か考えて対応してくれないだろうか」と心の中でため息をつきました。

スタッフは問題や不満を上司に訴えるだけ

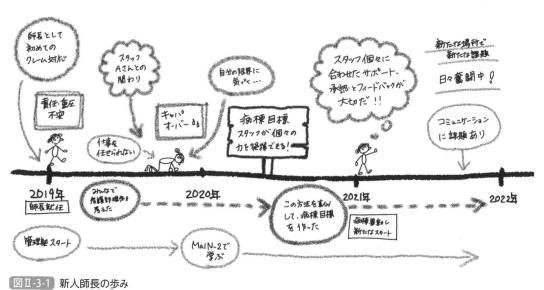

図Ⅱ-3-1 新人師長の歩み

で、その都度管理職が解決していては、管理職の仕事ばかりがどんどん増えていきます。また管理職が考えた解決策を提示するだけでは、ただの指示や命令になってしまい、うまくいかないとまた新たな不満が生まれます。

私はこのとき、Aさんに「私が何でも解決できるわけではないので、何か対応策を考えてみてもらえませんか」と返してみました。すると、それから数時間のうちに、「今使用しているセンサー器具の種類が、この患者さんには合っていないと思います。別の種類のセンサー器具を使用してみてもいいですか」と提案してくれました。その提案はとてもよいと思い実行してもらったところ、必要以上に鳴り続けていたセンサーコールが止み、必要時にうまく作動するようになりました。

私はAさんに、「あなたの提案のおかげで患者さんにとってもスタッフにとってもよい結果になりました」と伝えました。Aさんは満足そうな笑顔を見せてくれ、私もとても嬉しくなりました。そして、そのとき感じた期待感通り、その後も**問題提起をするときには、解決策の提案も一緒にしてくれる**ようになりました。

この経験から、これまでの自分の行動は、**スタッフが経験する機会を奪い、成長を妨げていた**のかもしれないと思い至りました。私が気づいていなかっただけで、実はスタッフたちはとてもよいアイデアや能力をもっていることに気づき、また**自分たちで解決策を考えることがスタッフ自身の経験、達成感、やりがい、成長につながる**ことに気づくことができました。

③自分の限界を知る

当時、仕事に関して問題や課題が生じたとき、スタッフは主任や師長に投げかけて終わってしまい、自ら考え行動することはあま

りありませんでした。

日勤の看護師の配置上、看護師1人が患者さん20人前後を受け持つので、指示受けや他職種との連携はリーダーが中心となって行います。そのため**リーダー以外のスタッフが医師など他職種とやり取りをする機会は多くありません**でした。さらに、リーダーは師長か主任であることが多く、時に他のスタッフがリーダーになると、経験の少ない事象に不安を感じて積極的に行動しづらいことも考えられました。他職種にも「病棟のリーダーに報告する＝師長に報告する」という感覚が生じており、師長・主任が不在の場合は出勤を待って相談されることもよくありました。

このようなことが続くと、患者さんへの対応がスムーズに行われないだけでなく、私自身も疲れてしまいます。師長としての仕事もまだ理解しきれない中、責任をもたなければならない仕事は増え、スタッフからは次々に問題を投げかけられ、手が足りず頭が回らず、**キャパシティーオーバー**になってしまいました。

私は与えられた仕事を期限内に、しかも早めにこなしたいタイプで、そうしないと不安に陥ります。しかし、キャパシティーオーバーになっていては今までのようにできず、終わらない仕事も出てきました。そこで、このままでやっていけるわけがないと、何か**開き直るような心境**になりました。そこから、自分の仕事に意図的に優先順位をつけ、遅れてもよいものや切り捨ててもよいものを考え始めました。そして**自分一人でできることには限界がある**と悟ったおかげで、先ほどのAさんの例のように、スタッフに仕事を任せていきたいと思うようになりました。

勤務表の作成においても、最初はリーダーと必要人数を置くだけで精一杯でしたが、ス

タッフの能力や経験を活用したり、教育の機会をつくったりできるよう考慮するようになりました。上司からの助言で、師長がスタッフとして患者の受け持ち業務や外回りを行うことで、**スタッフがリーダーを経験できるように工夫**もしました。はたから見れば当たり前に気づくのかもしれませんが、当時の業務分担の慣習にはないやり方で、私にとっては目から鱗のような考えでした。教育・経験という目的を踏まえ、型にとらわれず色々な方法を考えてみたいと思えた経験でした。

④個々の活躍を組み込んだ病棟目標

師長2年目としての新年度が近づいた頃、私は新しい病棟目標を考えていました。前年度の病棟目標から少しステップアップさせること、スタッフがやりたいケアを取り入れること、そしてスタッフ一人ひとりが個々の力を発揮できるような目標にしたいと考えました。

当時、配属されていた病棟は、特殊疾患病棟に病床転換して約1年が経過したところでした。神経難病を主とした慢性進行性疾患により長期療養している患者さんや、意識は清明でも自由に動けない患者さんが多く、また終末期の患者さんも入院しています。**症状のコントロールや苦痛緩和を行いながらも療養生活に楽しみをもてるようにサポートすること**が、この病棟の重要な役割です。

その中で、スタッフから「患者さんが楽しめるように何かしたい」「特殊疾患の代表的な疾患や症状、看護や介護についてもっと学びたい」という声があり、目標に取り入れたいと思いました。スタッフ全員に意見を募るまでには至りませんでしたが、主任や副主任たちとよく話し合い、思いを込めて**表Ⅱ-3-2**のような病棟目標を立てました。

患者さんと職員のどちらも笑顔と活気のあ

表Ⅱ-3-2 師長2年目の病棟目標
患者さん、職員ともに笑顔と活気のあふれる病棟にする 1. 職員一人ひとりが自己の役割を理解し、力を発揮する 2. 特殊疾患病棟として専門性のあるケアを提供する 3. 患者さん・職員の要望を取り入れたサービスを提供する

る病棟にしたいというのは、看護・介護の職種を問わずスタッフ共通の思いであり、テーマでした。職員が質の高いケアやサービスを提供することは患者さんの笑顔につながり、患者さんの笑顔は職員のやりがいや達成感につながると考えたからです。そのためにも、「職員一人ひとりが自己の役割を理解し、力を発揮すること」や「患者さん・職員の要望を取り入れたサービスの提供」が重要だと考えました。

私は、目標管理面談などを通し、スタッフの能力や特性を踏まえながら、できるだけ**具体的な目標やアクションプラン**を立てられるよう助言しました。

たとえば、委員会の業務は毎月決まった集計や書類作成などをして終わることが多く、これだけではスタッフが個々の力を発揮しているとはいえません。集計結果のフィードバックや課題を見つけて取り組むなど、やるべきことはその先にあります。病棟の特性や患者層などから生じる問題点・課題は、**病棟内で把握し改善策を立てるとともに、必要に応じて院内全体で共有しなければなりません**。私はスタッフにこの考えを話し、現状や課題について師長と情報共有しながら、委員が中心となって取り組んでもらえるよう働きかけました。

これによって、**形として残る成果を挙げた**ものもありました。教育委員会とプリセプ

ターで協力し、「新人看護師による勉強会」を開催してもらったこともその一つです。勉強会の目的、達成目標の設定、企画、準備のためのシフト調整など、勉強会にかかわったスタッフはそれぞれの立場で経験し学びになったと思いますし、勉強会に参加したスタッフは新たな学びや再確認ができ、目標の一つである「専門性のあるケアの提供」につなげることができました。

また、取り組みが形や実践として残らなかった場合でも、課題を見つけることができたスタッフもいました。これは病棟全体の課題でもあったことから、次年度の病棟目標に組み込むことになりました。これも成果であることをスタッフにフィードバックしたことで、**自分にできること、やるべきこと、やり方**が少しずつスタッフに伝わり、また少しでも達成感を得てもらうことができたのではないかと思います。

ほかにも、スタッフが企画してウッドデッキでシャボン玉大会をしたり、ベランダ菜園をしたり、人工呼吸器をつけた患者さんでも病室から出て気分転換を図ったりと、患者さんとスタッフが一緒に楽しみました。笑顔と活気のあふれる一年だったと振り返ります。

これらの経験から、仕事を任せることの大きな目的は、単にその仕事を遂行することだけでなく、取り組むスタッフ自身の成長や達成感につながること、スタッフ自身が考えて行動し責任とやりがいをもって働けることであると学びました。そのために**スタッフの特性や能力を把握し、適切な役割を与え適切なサポートをすること**や、**結果・成果を承認しフィードバックする**ことが大切です。私の上司である看護部長も、このような私の取り組みについて承認し、動機づけが上手だとフィードバックを受けました。

4 成長につながる要因

A 管理者としてのコミュニケーション

私は、人とのコミュニケーションにあまり苦手意識をもってはいませんでした。むしろ得意なほうだと思っていたのですが、師長になってからは悩むことも多くなりました。なぜなら、今まで相手にとってよくないことは言わないようにしていたのが、師長という立場においては、時には相手の悪いところも伝えなければならないからです。

研修等で学び、「悪いことを伝えるときにはよい部分も伝える」「人事考課表の評価項目を用いて話をする」などのコツがあることは知っています。それでも、マイナスの話をすれば相手を落ち込ませるのではないか、関係性が悪くなるのではないかと不安になります。特に**年上のスタッフに対してマイナスの情報を伝える**ことに苦手意識がありました。

年上のスタッフに対し行動変容を促したい出来事があったとき、変えてほしいマイナスの部分を伝えなければならず、どう話せばよいかとても悩みました。また、長年の行動や習慣はそう簡単には変えられないだろうとも思いました。いろいろ考えるうちに、「私はなぜこのスタッフに行動変容を促したいのか」というそもそもの理由に立ち返りました。それは、病棟をよりよくしたい、皆が働きやすい病棟をつくりたいという思いです。それが患者さんへのケアに還元されると考え、そのために行動を変えてほしいということを伝えました。

スタッフは、受け入れられない様子や落ち込んだ様子はありましたが、私にできることは、病棟をよくしたいという思いを時間をかけて伝えることだけでした。私の伝え方が正しかったのかはわかりませんが、その後は行

動を変えるよう努力してくれました。

　私はこの経験を通して、自分のコミュニケーションにまだ課題があることを認識しました。同時に、自分が**どのような病棟を目指しているのか、そのために何が必要か、しっかり軸をもっておく**ことで、スタッフと誠実に話をすることができると学びました。

B 経験学習と研修の相乗効果

　こうした出来事は、ただ経験しただけでは消化しきれず、自分の力にするまでに時間がかかるかもしれません。これまでの経験学習の積み重ねにより今の自分がいると思っていますが、経験学習と研修・書籍等による学習を完全に切り離すことはできないように思えます。新人時代や看護学校で勉強していた頃には理解できなかったことや覚えきれなかったことが、今は次々と目の前の患者さんのこととして現れます。そのようなとき、**改めて机上の学習に戻り、実際の経験と結びつけて理解する**ことができました。

　看護師6年目で実習指導者になったときは、悩みながら必死に考えて毎日学生に向き合いました。学生の純粋な思いや行動、患者さんの反応から、多くのことに気づかされる経験を重ね、自分なりに学びを得ることはありました。そのうえで、実習指導者研修に参加してみると、今までやってきた指導を客観的に評価でき、自分の指導がよかったのか確かめたり、今後の指導への課題を見つけたりすることができました。

C 管理塾

　師長になってからもさまざまな経験から気づきや学びを得ていますが、それは**他者からの承認や、自分の看護管理への客観的な評価**によって、裏づけや軌道修正ができたことで、

より明確になり、その後の自信につながっています。その一つの機会として、当院には「管理塾」がありました。私が師長になった年、看護部長が私を含め3人の新任師長のために、看護管理を学ぶことのできる場として「管理塾」を立ち上げてくれました。

　師長の重要な役割の一つに「判断すること」があると思います。業務を変えることや決めることは、師長にとって（少なくとも私にとっては）、とても難しく気を遣う仕事です。「管理塾」では、実際に病棟から挙がった問題について管理者としてどう判断するか、グループワークをすることがよくありました。単に自分の思いだけで判断するのではなく、法に則しているのか、倫理的に適切なのか、院内のマニュアルや手順に明記されているのか、患者中心に考えられているのかなど、日々問いかけられました。そのおかげで、**管理者として根拠をもって判断する習慣**を植え付けてもらったと思います。

　また、「ナースのための管理指標 MaIN-2」[1] を用いて、自分自身や組織の看護管理を評価し、課題を明らかにするグループワークを行いました。これにより、自分たちがこれまで行ってきた看護管理について他の師長たちと共有しながら評価し、正しかったことには自信をもつことができ、今後の課題については話し合いながら検討することができました。自分たちの働く組織がどんな組織なのかを客観的に見ることもできました。この結果、看護管理に関する学びを得ただけでなく、**当院で働くことへの価値**にも気づくことができました。

5　看護師長としての学びを振り返る

　考えてみると、「管理塾」の時間だけでな

く、看護部会議、師長会議、その他実践における報・連・相など、すべての活動が学びであると思います。冒頭でもご紹介した「あなたの心に寄り添い、笑顔と思いやりのあるケアを提供します」という看護部理念は、看護・介護の管理職者たちが、自らの看護・介護における「最も大切な価値」をテーマにグループワークを行い、それをもとに看護部長がまとめ上げてくれたものです。自分たちでさえ、普段は言葉にすることのなかった価値観・看護観・信念を一人ひとりが表現できるように導き、そうして出てきた言葉から看護部理念をつくり上げていく看護部長の姿を見て、**スタッフの思いを形にしていく方法**について学びました。教育しながらも私たちの考えや思いを理解し、大切にし、承認してくれることに驚きと感動を覚え、**信頼できる上司**だと感じられたことが、師長として頑張ってみようと思える大きな動機づけになりましたし、今では自分自身が病棟目標を立てる際に、このやり方を取り入れています。

　また、このような活動のおかげで、管理者同士の絆も強くなったと感じます。いつでも相談し合える環境があり、私は一人ではないと思うことができました。これが、冒頭で述べた「師長を続けることができているのは、悩みや苦労があっても、それ以上に得るものがある」という言葉の意味なのだと思っています。

　ここまで、拙いながらも自分自身の経験や思考をそのまま文章にすることを意識してご紹介してきました。本当に何もわからず踏み出したところから、壁にぶつかりながら少しずつ気づき学び、何とか3年間師長として勤めてきた私の姿は、読者の皆様にはどのように感じられるのでしょうか。新任管理者の方ならば、私の経験に共感してくださったり、

あるいは自信をもっていただいたり、ヒントを得ていただけたら大変嬉しく思います。また、管理者を育成する立場にある方ならば、新任師長の不安や気づき・学びの過程、師長として動機づけの一例として、ご参考になりましたら幸いです。

6　看護部長の視点

　2019年に法人内の病院より異動してきた私（田家）は、3人の新任看護師長の就任について、次世代の看護管理者を育成するよい機会ととらえました。最初に看護部の理念を皆で刷新することを決め、グループワークを通して管理者自身の看護観・信念を言語化することで、各々が大切にしている揺るぎない軸（看護部理念）をつくることができたと思っています。今なお、日々現場で起きている問題も、そのぶれない軸の下に根拠をもって対処しています。

　「管理塾」では、看護管理の基礎知識に関する学びの場を提供しました。管理者たちがともに学び考えながら自身の実践を振り返り、理論に照らし合わせ、（安東さんの文中にあるように）経験学習として自己の成長を促すことができたことは、私自身にとってもよい学びになっています。

　「『管理塾』だけでなく、会議、報・連・相などすべての活動が学びである」という言葉は、まさに私が次世代の管理者たちに伝えたかった「気づきの核心」を突いており、感無量です。他者の助言を活かし、内省しながら、管理者として成長していく過程を、今後も支援していきたいと思います。

引用文献
1）井部俊子監修：ナースのための管理指標　MaIN．第2版．
　　医学書院；2010．

権限委譲する勇気、仕事を任せる勇気をもって、スタッフと向き合う

本事例は、療養型医療機関における看護管理者の事例です。執筆者の安東さんが師長になって**初めて出会ったクレームが「褥瘡」関連**だったとの由。動くことのできない患者の家族からの声です。「褥瘡」は、「転倒・転落」「感染」とともに、いわゆる「有害事象」といわれているもので、日本看護協会の「労働と看護の質向上のためのデータベース（DiNQL）事業」においても、看護実践の結果（アウトカム）として「褥瘡」「感染」「転倒・転落」「誤薬」の発生率が挙げられており、ケアにおいて重要な質指標となっています。

超高齢社会の今日、入院患者のほとんどが高齢者といっても過言ではありません。特に本事例のように長期療養型（平均在院日数 438 日）の機関ではいうまでもないでしょう。褥瘡発生や転倒・転落の予防対策は必須であります。褥瘡は、「予防に勝る治療法はない」といわれるほど「予防」がカギとなります。安東さんは家族からの**クレームをきっかけにスタッフと検討を重ね、マットレスの種類を交換するなど褥瘡予防対策を図っています**。

また、本事例の表題にある**「仕事を任せる」は、管理者・リーダーにとっての「基本原則」**といえます。「現在も看護管理論として活用されている看護管理の原則」[1] の中に「責任と権限の**委任は管理を成功させるための重要な面であり、（中略）決定のための責任を組織のなかで可能なかぎり低い段階におく」**[2] と記されています。

権限委譲、仕事を任せることについては、「看護覚え書き」にも次のように記されています。「責任をもつ人たちは、彼らが『いなくなると皆が困る』だろうとか（中略）自分たちをおいて他にわかる人、あるいは実施する人がいないと考えて自慢に思うらしい場合がよくある。私が思うに（中略）管理するにあたって、誰もがそれを理解して継続できるような方式を進めることこそ、自慢にできる」[3]。換言すると、看護管理者がいなくても部署の仕事や機能が滞らないようにしておくこと、すなわち権限や役割をスタッフにまで下ろしておくことの重要性を示唆しています。

安東さんは、業務に関する不満や問題についてスタッフと対面で意見交換する、スタッフに対応策を考えてもらう、リーダー業務を任せる、などを通して問題解決を図っています。そして任されたスタッフは、自身がもっている力（潜在能力）を発揮することでキャリアアップができます。このように、**管理者が、権限委譲する勇気、仕事を任せる勇気をもってスタッフと向き合うこと**によって、ともに成長できることを本事例は教えてくれています。さらに、看護部長主催の「管理塾」を通して、管理者としての多岐にわたる役割・課題が明らかになるとともに、看護師長としての自信がもてるようになったといいます。文末で述べられているように、これから管理者になる方々へのエールとなることでしょう。

（佐藤エキ子）

引用文献
1）井部俊子監修, 手島恵編集：看護管理学習テキスト. 第 3 版. 第 3 巻人材管理論. 日本看護協会出版会；2022. p.104-118.
2）H・A ゴダード著, 小林富美栄訳：看護管理の原則. 医学書院；1956. p.13.（絶版）
3）フロレンス・ナイティンゲール著, 小玉香津子・尾田葉子訳：看護覚え書き（新装版）. 日本看護協会出版会；2019. p.45.

スタッフのレディネスを踏まえて
リーダーシップのスタイルを変える

鈴木由佳 ● 札幌市病院局市立札幌病院看護部看護課救命救急センター看護師長
千葉美恵子 ● 同院看護部長／認定看護管理者

本事例のキーワード ▶▶▶ 看護管理者の覚悟 組織風土 組織を動かすコミュニケーション
限りある資源の有効活用 目的を共有するための時間
スタッフの価値観に働きかける リーダーシップスタイルを変える

市立札幌病院 [2022年4月現在]

病床数：672床（精神38床を含む）
診療科数：31科
看護職員数：683人（正規職員定数）
看護管理者数：部長職1人、課長職6人、係長職
　58人（看護師長27人、副看護師長26人、看護
　部管理室の係長5人）
看護配置：急性期一般入院料1（7対1）、特定集中
　治療室管理料2（2対1）、救命救急入院料1（4
　対1）、ハイケアユニット入院医療管理料1（4対
　1）、総合周産期特定集中治療室管理料等
平均在院日数：10.7日

1 はじめに

A 病院概要

　市立札幌病院（以下、当院）は、北海道札幌
市の中心に位置し、急性期・高度急性期医療
を提供する地域医療支援病院です。救命救急
センターを有し、総合周産期母子医療セン
ター、地域がん診療連携拠点病院、災害拠点
病院、感染症指定医療機関等の指定を受けて
います。
　自治体病院としての使命を担い、専門性の

高いスタッフによるチーム医療で、市民の命
を守る最後の砦として役割を果たしており、
病院の基本理念は「すべての患者さんに対し
てその人格・信条を尊重し、常にやさしさを
もって診療に専心する」です。
　また、看護部理念を「私たちは『科学する眼』
と『確かな技術』で心の通う看護を提供しま
す」としております。これは、最新の知識・
科学的根拠をもって必要な看護を的確に見極
める能力と、患者さんが安全で安心できる看
護を提供するための熟練した技術を備え、患
者さん・ご家族に向き合い「患者さんにとっ
て」を考えること、その考えと思いを通わせ
看護を提供することを意味しています。看護
職員がこの理念の具現化に日々努力していま
す。

B 当院の管理者育成

　当院では、キャリア開発を「職員が職業人
として組織の期待する看護師像を目指した能
力開発に努め、個人のライフサイクルとの関
連性を考えながら調和を図っていくプロセ

ス」とし、2008年から、看護管理実践能力開発プログラムとしてマネジメントラダーを導入しました。

また、同時期に目標管理を導入し、両者を連動させることで、組織の目標達成への貢献と同時に看護管理者の能力育成を図っています。さらに、評価後にどのように行動すると能力拡大につながるかを明確にするために、「できている・できていない」ではなく、「業務をどのように行ったか」という行動の奥にある**価値観や態度等の特性に注目して実践能力を評価するコンピテンシー**を新たに導入しました。

現在、看護管理者のうち4人の課長職が部署を統括し、日々の看護管理場面で看護師長・副看護師長のマネジメントを支援しています。管理者全般に対し、より効果的に経験学習を促し、教訓が引き出せるよう、リフレクションや経験学習を学ぶ研修会を集合教育として行っています。

2 私を成長させた看護師長としての経験

私（鈴木）は、一般病棟での看護師長経験を経て、現在は救命救急センターで勤務しており、看護師長として7年目となります。

当院の看護師長の職務基準は「看護部の理念・目標に基づき、担当する看護単位の看護サービス提供の責任者として運営方針を定め、その管理監督を行う」です。私は、看護師長として、この職務基準に基づいて実践し、日々悪戦苦闘しています。

私の看護管理の基軸は「目の前の人を大切に思い行動し、生活を支える看護を提供する。そのような看護ができる看護師を育成する」「自分たちで考えて行動できる看護師を育成

する」です。この7年間、さまざまな経験をし、その中で自己の成長につながったと考える2事例について述べていきます（**図Ⅱ-4-1**）。

A キャリアに関する考え

これまで、私は看護師として、患者さんと向き合い、寄り添い、患者さんのもっている力を最大限に活かせるようにと取り組んできました。看護師長となり、自分が直接実践するのではなく、**スタッフを通して看護を提供していくこと**に、初めは戸惑いました。当時の上司からは「何でも自分が実践するのではなく、自分がいなくても24時間、理念に基づいた看護を提供できるようにすることが看護管理者の役割」ということを、たびたび告げられました。その言葉に向き合い、理念に基づいた看護を提供するために、スタッフ育成に取り組んでいます。

看護管理者には「覚悟」が必要であると思います。私は、看護師長を拝命したとき、責任の重さを感じ、尻込みしました。当時の看護部長から「私（部長）が責任をもつから思いきり看護管理をするとよい」と言われましたが、なかなか前向きになれなかったことを思い出します。しかし、立場が変わると見える景色が変わり、管理者だからこそ経験できることがあります。困難を感じることも多いですが、困難に対応するために、知識・技術を習得し、管理者として成長したいと強く思うようになりました。**自分の成長がスタッフの成長にもつながり、その結果、患者さんに提供する看護に影響する**と考えます。

B 最初の部署での経験と学び

①病床再編による混乱と不安を予見して行ったこと

看護師長として初めて管理した部署は、3

つの診療科の混合病棟でした（以下、A病棟）。当時、経営改善のために病床再編を行い、A病棟に新たに婦人科が加わることになりました。

A病棟には、「困難なことは管理者が解決すべき」「新しいことは受け入れがたい」という**組織風土**がありました。病床再編により、未経験の診療科である婦人科患者のケアを担う混乱と不安がスタッフに生じていました。これまでの組織風土を踏まえると、未経験の診療科のケアを担うことに対して消極的になり、不満が出現することが懸念されました。

そのため、私は以下の2点を考えて行動しました。1点目は**スタッフが現状を理解できるように説明すること**です。病院がおかれている状況や病床再編の目的、自分たちに求められていることを繰り返し伝えました。

2点目は、**プロジェクトチームの結成**です。婦人科患者へ安全な看護を提供するための準備をスタッフが主体的に進めてほしいと考え、このチームを結成しました。マニュアルや看護手順の整備、学習会の企画など、必要な知識や技術を習得するための準備を自分たちで進めていくことで、スタッフのやりがい

や成長につながると考えたからです。

しかし、私の期待とは違い、プロジェクトチームメンバーは管理者の指示を待っているような状況でした。スタッフが主体的に行動するための支援を考えましたが、解決策を見出すことができず、時間だけが過ぎていきました。病床再編が迫り、結局は管理者主導で業務の細かい部分まで検討し、スタッフに提示しました。スタッフは指示通りに行動し、病床再編の準備を行うことができましたが、時間がないと焦る気持ちから、**スタッフの支援ではなく、指示的なかかわり**をしました。

②**スタッフを支援できていない事実を突き付けられる**

病棟再編後は、もともとのA病棟スタッフに婦人科病棟スタッフ数人が加わった新たなメンバー構成でスタートしました。A病棟スタッフと婦人科病棟スタッフで、未経験の業務に関して協力し合いながら対応できていると感じていました。しかし、スタッフからは、「パスに組み込まれていることを滞りなく実施することに精一杯で、個別的な看護を考える余裕がなく、やりがいがない。自分たちが大事にしてきた看護が実践できない。自

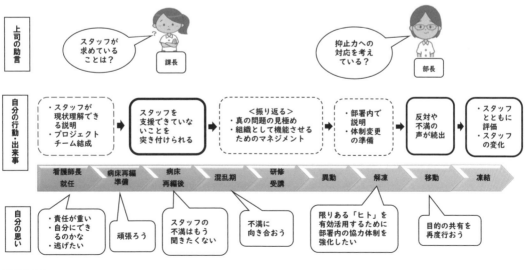

図II-4-1　看護師長としての経験

分たちのつらさは師長にわかってもらえない。課長と直接話したい」と訴えてくるようになりました。

私はこのとき、部署の看護管理者として**スタッフを支援できていない**ということを突き付けられました。それでも何とかこの混乱している状況を乗り越えたいと思い、スタッフが困らないように業務整理に注力しましたが、状況は好転せず、スタッフの訴えが私の耳には「スタッフの不満」として聞こえてきました。そのときの私は「なぜ不満ばかり言うのか。できないではなく、できるためにはどうしたらよいのかという思考にならないのはなぜか」という思いを抱くようになっていました。スタッフの価値観に寄り添うのではなく、自分の価値観を押しつけ、**スタッフの声に耳を傾けること**をやめてしまっていました。

③スタッフの不満に向き合う覚悟を決める

上司である担当課長とは密にコミュニケーションをとり、部署の状況を共有していました。スタッフとの面談後、課長からは、「スタッフが本当に求めていることをとらえられているのか」という助言を受けました。私は看護管理者としてどのように行動するべきなのか、自問自答する日々でした。そして、看護管理者としての自分の役割は「質の高い看護サービスが提供できるよう、スタッフが十分な知識や技術をもち、心身ともに健康な状態でケアに臨めるよう働きやすい環境を整えること」「スタッフが一人のプロフェッショナルとして自分の看護観に基づき看護を考える。一人ひとりの試行錯誤の結果をチームで共有し、学び合う場をつくること」だと考えました。

まずは現状をきちんと把握するために、スタッフの声に耳をふさぐのではなく、おそれ

ずに聴き、生じた**不満に向き合う覚悟**を決めました。病床再編後の混乱を乗り越えるために、毎日日勤メンバー全員で短時間の話し合い（以下、小ミーティング）を繰り返しました。特定のスタッフが意見を言うのではなく、それぞれの思いを発言できるように介入しました。

当初の小ミーティングでは、自分たちはつらいと感情を吐露するスタッフがいる一方で沈黙するスタッフもおり、すぐには建設的な意見交換の場にはなりませんでした。しかし、毎日繰り返すうちに、スタッフ間で**互いの考えを共有**し、業務整理や看護の質に関して話し合いを進めることができるようになりました。病床再編の初年度は「安全な看護に注力する」、そして次年度は「看護の質の向上を目指して、カンファレンスで看護を語る」という目標を、チーフリーダー中心に設定するまでにスタッフが変化しました。さらに、看護管理者が先頭に立たなくても、スタッフ間で調整し、病床再編後の業務を整えることができるようになっていました。スタッフからは「師長さんは困ったときに出てくればよいから」と言われるようにもなりました。

④研修受講後に経験を振り返る

病床再編の経験をした後、認定看護管理者教育課程ファーストレベルを受講し、自分の今までの思考や行動に向き合う機会を得ました。研修では、「真の問題を見極めること」「組織として機能させるためのマネジメント」の2点について学びました。

1点目の**真の問題の見極め**についてです。私は目の前の事象にとらわれて、本来力を注ぐべきことが見えていなかったということに気づきました。スタッフの「つらい」「やりがいがない」という言葉は事象であって、問題ではなかったのです。問題とは、あるべき姿

と現状とのギャップであり、あるべき姿を明確にしたうえで、「できない」「やりがいがない」ことによって生じる影響や不具合を具体的に抽出する必要があると学びました。私は、「スタッフの満たされない状態が続くことにより、患者満足の低下につながる懸念がある」ということが問題だと考えました。内部顧客（スタッフ）の満足を得ないで、外部顧客（患者・家族）の満足を得ることは難しいと理解しました。

当時は、私自身が「看護」を軸に考えることを見失い、「経営＝収支」ととらえ、赤字回復のためには病院の方針に従ってやるしかないと偏った思考になっていました。その思考が態度にも表れ、スタッフが離れていったのだと思います。病床再編には「患者中心の医療の充実」「スタッフのキャリア支援」という目的があることを自分自身が認識せず、収支の観点のみで説明を続けていました。働いている人が活き活きとすることを目指し、活き活きとした職員が、患者の健康の増進、疾病の予防、健康の回復、苦痛の緩和のためにかかわれるのだという意識が自分の中で薄れていました。

見えている事象は同じでも、おかれた立場や考え方の違いにより、問題のとらえ方が異なる場合があるため、**自分が考えていることを言語化すること**が大切だと思います。表面の事象にとらわれるのではなく、見えていない真の問題を見つけて、対応していくことが重要と考えます。

2点目の、**組織として機能させるためのマネジメント**についてです。組織として成立するためには**共通の目的**が必要です。組織の存在意義の下、共通の目的のために、組織の構成員それぞれが協力し、もてる力を最大限に発揮することができてこそ組織といえると学

びました。また、**組織を動かすコミュニケーション**について考えさせられました。大事なことは、**コミュニケーションの主役は聞き手である**ということです。説明しているのになぜわかってくれないのかと思っていましたが、コミュニケーションが図れたか否かは、何を伝えたかではなく、何が伝わり、相手がどのように動いてくれたかで評価すると理解しました。

C 2つ目の部署での経験と学び

①変革の背景

私が現在管理している部署は、救命救急センターです。ICU・HCU・CCU3つのユニットから構成されており、スタッフ数は約60人です。スタッフは1つのユニットに数年間固定配属となっており、業務リーダーを経験していないスタッフは、配属以外のユニットに応援に入ることができない仕組みでした。また、ICU・HCU・CCUは、その時々によって繁忙度が違い、ユニットによって時間外業務の差が生じていました。

育成においては、ICUで業務ができるようになるまでに約3年、業務リーダーを担えるようになるまでに約5年を要していました。数年後を見据えたときに、退職や異動などにより、ICUで勤務できるスタッフが減少すること、「特定集中治療室管理料2」の診療報酬算定を開始したことでICUの繁忙度が高くなることが予測されました。そこで、これらの状況を踏まえ、救命救急センターを1つの部署ととらえて、全体で補い合う「**ユニット間での協力体制の強化**」に取り組むことにしました。

それまでの体制から大きく変えることにチャレンジした事例であり、以下、レヴィンの変革理論に基づいて整理していきます。

②変革の実際

【解凍：体制変更の準備】

　各ユニットには業務リーダーがおり、毎朝のミーティングで管理者と3人のリーダーが情報共有し、スタッフ配置を検討します。この時点では、各ユニットの業務量の偏りが最小限になるように整えますが、業務リーダーが「うちのユニットは忙しい。スタッフが足りない」と発言する場面がたびたびみられていました。他のユニットからの応援調整を提案しましたが、「業務リーダーを経験していないスタッフが応援に来ても、担ってもらえることがない」と断られる状況でした。

　当院看護部の看護提供方式は、「効率的で安全・安心な看護の実践」を目的としたパートナーシップ・ナーシングシステム®（以下、PNS）です。このシステムには「補完の4重構造」という考え方があります。これは、個人で解決できない場合に、パートナー→グループ→他のグループという順で補完する仕組みです。この考え方をもとに、グループすなわちユニットで解決できないときに、他のユニットが補完するようにしたいと思いました。**限りある資源であるヒトを有効に活用**し、「必要な場所に必要な人を配置することで看護を止めず、患者のニーズにタイムリーに対応できる」「繁忙度の高いユニットのスタッフの疲労軽減につながる」というメリットがうまれることを期待しました。

　実施の半年前から副看護師長とPNS係で検討を開始し、4カ月前に部署内会議で提案し、スタッフの意見をもとに再検討しました。そして、修正した内容を部署内会議で再提案しました。従前のユニットメンバー固定制を廃止し、救命救急センタースタッフ全員が4カ月に1回、**グループごとに各ユニットをローテーションする体制**に変更しました（以下、新体制）。スタッフが1年間を通してICU・HCU・CCUでの業務を経験し、それぞれの特性を知ることで、補完しやすくなると考えました。

　新体制を機能させるためには、チーフリーダーの力が必要と判断し、コアメンバーとしてチーフリーダーとPNS係を任命しました。チーフリーダーからは、新体制に関して、「実施することでの利点」「実施しないことでの不利益」などについて質問があり、その都度説明をして、目的が共有できるようにかかわりました。

【移動：新体制の導入】

　自分では新体制導入の準備は整ったと思っていましたが、初回のローテーションを前に、スタッフからは、「自分たちは今までも救命救急センター全体の繁忙度をみて助け合っていたので、ローテーションの利点について理解ができない」という声が聞かれました。反対意見が強く、新体制導入の**目的を共有するための時間が必要である**と判断し、ローテーションの開始時期を1カ月遅らせました。

　たしかにベテランスタッフは、流動的に救命救急センター内をみて、繁忙度の高いユニットへ応援に行っていました。しかし、前述したように応援可能なスタッフは限られているため、この応援体制を救命救急センタースタッフ全体で機能させて、患者満足につなげたいということを説明しました。その後も反対意見がゼロにはなっていませんでしたが、チーフリーダーたちはローテーションに向けて準備を進めることができていたため実施しました。

　チーフリーダーを中心にローテーション実施後の困りごとに向き合い、一緒に解決できるように取り組みました。しかし、一部のスタッフからは「今まで大事にしてきたことが

大事にされていない。**自分たちが尊重されていない**」という言葉が聞かれるようにもなりました。日々のかかわりの中で、また副看護師長とともに資料を用いながら、今後懸念されることについて、スタッフへの説明を繰り返しました。

【凍結:評価と定着】

初回ローテーションのとき、チーフリーダーたちは、問題提起はするものの、解決方法に関しては管理者任せでした。しかし、2回目のローテーションを終える頃には、解決方法を自分たちで提案する姿へと変化していきました。変革について学び、学習したことをもとに取り組むチーフリーダーもいました。

年度末のアンケートでは「経験年数に関係なくICUへの応援ができるようになった」「各ユニットがどのようなときに繁忙度が高くなるのかわかるようになった」という結果が得られました。改善が必要な点としては「1つのユニット経験が4カ月だと、知識や技術の習得が不十分となること」が抽出されました。

部長や課長との面談で「抑止力への対応」についてたびたび助言を受けていたので、翌年度の体制を検討する際には、推進力となるスタッフ、抑止力となるスタッフ、双方からの意見をもとに進めることを意識しました。その結果、活発な意見交換へとつながり、**スタッフとともに体制を決定すること**ができました。翌年度の体制について、スタッフと目的を共有するために、部署内会議のみではなく、少人数制での説明会を複数回繰り返して、新体制導入時のような大きな反発はなく進めることができました。

③**経験から学んだこと**

私は、貴重な経営資源(ヒト)を活用して、最良の看護を提供するために、なすべきことについて考えを言語化し、スタッフと目的を共有するためにコミュニケーションを図りました。これは、前部署での経験からの学びを踏まえて意識したことです。コアとなるスタッフへの働きかけで病床再編による混乱を乗り越えたため、今回も、推進力を強固なものにすれば新体制導入を進めることができると信じ切っていました。しかし、思い描いたようには進まず、試行錯誤しました。その経験を、**変革に伴うリーダーシップの発揮**という視点で振り返ります。

まず、変革理論をもとに、各段階で必要なことを見てみると、解凍の段階では、「このとき重要なのは、変革が不都合をもたらし得ると考える人々の価値観に働きかけ情緒的な動揺を鎮静化させることである」[1]といわれています。私は**スタッフの価値観への働きかけ**をしておらず、ただただ不安にさせていたのだと思います。新体制導入にあたり、「変革を推進しようとする力」「変革を抑制しようとする力」の双方に着目し、対応をしていなかったと考えます。移動の段階では「望むべき新しい水準に移動しようとするとき、必ずその変革の足をひっぱる抑止力が働くため、この準備には相応の時間を費やす必要がある」[1]といわれています。この時点でも、私は「抑止力」ということを考えておらず、とにかくコアとなるスタッフが軸となれるようにしたいという思いのみでした。凍結の段階では、上司からの助言があり、抑止力への対応を考えて行動できたと思います。

管理者は、リーダーシップを発揮し組織目標を達成するために、スタッフが組織の中での活動を促進するように影響を及ぼしていく必要があると考えます。状況対応型リーダーシップ論では、「どのリーダーシップスタイルを使うにしても、影響の対象となる個人、

または集団のレディネスのレベルに合わせるべき」[2]といわれています。**部下の成熟度に適応して、リーダーシップスタイルを変えていくこと**が大切であったと振り返ります。前部署と現部署ではスタッフ構成が違います。前部署では、目的や方法を提示し、共有ができると、目的に向かって進めることができました。しかし、現部署で同じ方法で進めると、スタッフからは「勝手に決められた。自分たちは尊重されていない」と感じさせる結果となってしまいました。課題達成に向けてスタッフの能力と意欲の程度を分析し、そのレディネスに適した自分の行動をとるべきでしたがそこまで考えが至っていませんでした。この学びを踏まえ、翌年度の体制決定に向けては、現部署の**スタッフのレディネスを考えた対応**ができたと感じています。

　現部署での取り組みにおいても、スタッフから不安や否定的な言葉を耳にする機会が多くありました。今までの私であれば、耳をふさいでいたと思います。しかし、スタッフの言葉は組織の活性化に必要であり、おそれず聴くことができたと感じています。**ぶれない軸**をもち、あるべき姿に向かうために考えて行動できた事例であったと考えます。

＊

　私は、「困らないと人は成長しない」と思っています。**困難があっても、その経験をリフレクションし、次に活かすというサイクル**がとても重要であると感じています。経験を貴重な宝とし、真摯に向き合い、七転び八起きの精神で今後も自身の成長を止めることなく進みたいと思います。

3　看護部長の視点

　私（千葉）は看護部長として、「目の前にい

る患者に向き合い、『患者にとって』を考え、一人ひとりが専門職として看護を実践する『心のかよう看護』を通して、人として看護職として、成長できる組織をつくります」を部長方針に掲げています。目指す組織として、①職員が互いの存在・看護を認め合える組織、②仕事を通した自己実現と生活の調和がとれ、働き続けられる組織、③急激な環境の変化に対応できる「学習する組織」の三点を挙げています。

　保健医療を取り巻く環境が大きく変化する中で、看護の質を保証し、組織目標達成に向けた成果を上げるために、看護管理者の育成は喫緊の課題です。特に、COVID-19の流行をはじめとする予測できない変化に対応するうえでは、失敗を恐れず変革を実行できるリーダーの育成が重要であると考えます。看護管理者一人ひとりが変革の必要性を理解し、スタッフとともにチャレンジできる組織風土・文化の醸成と、支援体制の強化に取り組んでいます。

　本事例のように、部署で発生するさまざまな問題の渦中においては、時に「思い」が先行し、状況を俯瞰した客観的な判断が困難となることがあります。上司が看護師長の思考過程を理解し、丁寧に支援することで、困難を乗り越え、変革を実現できます。失敗も含め、経験から得た学びを次のチャレンジにつなげ、管理者が自分自身と部署の成長を実感できるよう支援していきます。

引用文献
1 ）井部俊子・中西睦子監修, 井部俊子・勝原裕美子編：看護管理学習テキスト. 第3版. 第4巻組織管理論. 日本看護協会出版会；2022. p.46.
2 ）P. ハーシィ・KH. ランチャード・DE. ジョンソン：入門から応用へ：行動科学の展開：人的資源の活用. 生産性出版；2000. p.186.

参考文献
・原玲子：看護師長・主任のための成果のみえる病棟目標の立て方．第2版：現状分析からスタッフの計画立案支援まで．日本看護協会出版会；2016.
・任和子：病棟マネジメントに役立つ！：みんなの看護管理．南江堂；2013.
・武村雪絵編：看護管理に活かすコンピテンシー．メヂカルフレンド社；2014.
・河野秀一：実践看護マネジメントリフレクション．メディカ出版；2013.
・高木智美・時田尚美：地域包括ケア病棟の開設に伴う組織変革．看護管理．2017；27（3）：189-194.
・橘幸子監修：新看護方式PNS導入・運営テキスト．日総研出版；2014.

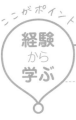

ここがポイント 経験から学ぶ

省察しつつ、実践する「反省的実践家」

　執筆者の鈴木さんは、師長になって担当した2つの部署での経験を、詳細に、丁寧に分析しつつ述べています。そこに、7年にわたる師長としての仕事に、真摯に向き合う姿勢を感じました。最初の担当部署での取り組み後、認定看護管理者教育課程ファーストレベルを受講し、2カ所目では「変革理論」を用いてチャレンジしています。鈴木さんの取り組みが、**理論を用いた実践へと変化している**ことがわかります。

　鈴木さんの師長としての実践は、「看護師の育成」に焦点が当たっています。しかし、他者を育成するのは簡単なことではありません。看護師一人ひとりが自分の問題として現実に向き合い、解決策を見出していけるようなかかわりが不可欠です。師長として初めての担当は、**再編された混合病棟での患者受け入れの準備**から始まっています。鈴木さんがとらえたその病棟の組織風土は、「困難なことは管理者が解決すべき」「新しいことは受け入れがたい」というものであったと述べられています。鈴木さんのさまざまな試みは功を奏すことが少なく、苦労の足跡が見えます。

　ファーストレベルの研修受講後にこの経験を振り返った鈴木さんは、取り組みのプロセスを分析しています。そのプロセスのタイトルは、①病床再編による混乱と不安を予見して行ったこと、②スタッフを支援できていない事実を突き付けられる、③スタッフの不満に向き合う覚悟を決める、④研修受講後に経験を振り返る、というものです。

　鈴木さんが**自身の実践を振り返り省察したこと**が、師長としての成長につながっていると思います。省察については、ドナルド・ショーンが「知識は実践から生まれる」とし、**「反省的実践家」**の「知」について述べています[1]。「反省的実践家」とは、「思考と活動、理論と実践という2項対立を克服した専門家モデルである」[2]とされています。そして「反省的実践家」の知をとらえるカギは、「行為の中の知（knowing in action）」「行為の中の省察（reflection in action）」「状況との対話（conversation with situation）」という3つの概念であるといいます。

　鈴木さんの実践は、この3つの概念を具現化したものとしてとらえることができました。
（佐藤紀子）

引用文献
1）ドナルド・ショーン著，佐藤学・秋田喜代美訳：専門家の知恵—反省的実践家は行為しながら考える．ゆみる出版；2001．p.215.
2）前掲書1）.

不測の事態が起きた際に
ともに考え話し合える病棟づくり

中村真由美 ● 医療法人弘遠会すずかけヘルスケアホスピタル看護師長
平野一美 ● 同院看護部長

本事例のキーワード ▶▶▶ 多職種間の情報共有とコミュニケーション 全職種対象のクリニカルラダー
新規採用者の早期退職 患者による暴言・暴力行為 困難を乗り越えた経験

すずかけヘルスケアホスピタル [2022年4月現在]

病床数：160床（回復期リハビリテーション病棟
106床、医療療養病棟54床）
診療科数：5科
看護職員数（非常勤含む）：看護師81人、准看護師
3人
看護管理者数：6人（看護部長1人、看護師長5人）
看護配置：回復期リハ病棟入院料1（13対1）、療
養病棟入院料1（20対1）
平均在院日数：74.8日（2021年度）

1 人材育成と教育体制について

A 当院の概要

すずかけヘルスケアホスピタル（以下、当院）
は、静岡県磐田市の南部に位置するリハビリ
テーションを強みとしている病院です。その
人らしい暮らしを最後まで続けることができ
るよう、地域に根ざしたサービスを提供して
います。

病院名の"すずかけ"は、イソップ物語に
おいて「人々に勇気と希望を与え、人を包み
込む優しい存在」として登場する"すずかけ"
の木から付けられました。全職員が「あなた
の笑顔がわたしたちの喜び」を合言葉に医

療・看護を提供しています。

また、チームアプローチを充実させ患者一
人ひとりに最適なケアを提供するため、各職
種のスタッフを各部署に配属しています（図
Ⅱ-5-1）。病棟は、看護師、ケアワーカー、医
療ソーシャルワーカー、理学療法士、作業療
法士、言語聴覚士、歯科衛生士、薬剤師、栄
養士、クラークらで構成しており、**多職種間
での情報共有や円滑なコミュニケーション**が
当院の特徴です。

B 当法人の人材育成

チーム医療の質を向上させるためには、一
人ひとりのキャリアに応じて、専門職として
の知識の習得や技術の向上、チームの一員と
しての多職種への理解、そしてチームリー
ダーやマネジャーとしての能力を学ぶ教育が
不可欠です。そのため、医療法人弘遠会（以下、
当法人）では、**全職種を対象とした「クリニカ
ルラダー」**を導入し、個人の成長と目標に応
じた段階的な成長を後押ししています。

①クリニカルラダーレベルとレベル別研修

全職種共通のラダーレベルを4段階で示し

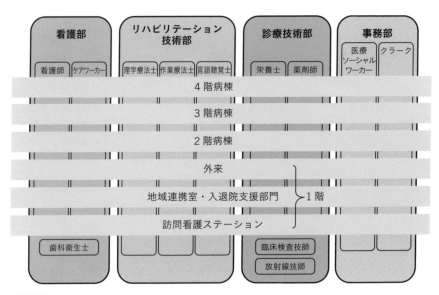

図Ⅱ-5-1 すずかけヘルスケアホスピタル組織概念図

表Ⅱ-5-1 医療法人弘遠会のクリニカルラダーレベル

レベルⅠ	新人〜1年程度	各職種別業務の知識・技術・態度を習得する
レベルⅡ	2〜5年程度	業務を安全に的確に実践するために業務の知識・技術・態度を深める
レベルⅢ	5〜10年程度	後輩・同僚に対して適切な助言・指導をする
レベルⅣ	10年以上	職務実践の役割モデルとなり、専門性を発揮し組織的役割を遂行する

ており（**表Ⅱ-5-1**）、その先は、ジェネラリスト、スペシャリスト、管理者へとステップを上っていきます。当法人には3つの病院があり、各病院の教育委員会がラダーのレベル別研修（**表Ⅱ-5-2**）を企画運営しています。

②コンピテンシーを考慮した人事考課制度

全職員が毎年9月と3月に所属長による考課面接を受け、コンピテンシーチェックリストと個人目標シートを用いて目標達成度を評価します。コンピテンシーチェックリストは、「業務遂行力」「顧客対応力」「内部関係調整力」「学習と成長」「自己統制」の5つの項目とさらに詳細な着眼点で構成しています。

③当法人が主催する役職者研修

課長（看護部では師長）と主任を対象とした**役職者研修**は、組織が求める管理職としての知識・技術・態度を学び、問題解決能力を高

めることを目的にした管理者研修です。基礎知識を学んだ後に、各々が自己課題を整理し、課題に取り組むための計画を立案します。年度末には成果発表会が催され、全員が取り組みと成果を報告します。役職者研修で行われる、病院単位の組織を超えた管理者のグループワークは、視野を広げる貴重な機会になっています。

C 当院の教育体制

当院には、各部署の**多職種から成る教育委員会**が設置されており、新採用者を含めた全職員を対象にした教育計画の企画・運営をしています（**表Ⅱ-5-3**）。

D 当院看護部の教育体制

当院では、新人看護師の受け入れを2018

表Ⅱ-5-2 2022年度クリニカルラダーレベル別研修

月	レベル	科目名	到達レベル	講義内容
5月	Ⅱ	レポートの書き方	文章の構成ができる	・文章の構成 ・レポートと作文の違い ・引用参考文献の実際
6月	Ⅳ	問題解決技法	問題解決技法を理解できる	・問題解決のプロセス
7月	Ⅲ	研究基礎理論	研究計画の立案ができる	・研究テーマの設定 ・研究デザイン ・研究計画書の作成
8月	Ⅱ	コミュニケーションⅠ	コミュニケーションが円滑にとれる	・コミュニケーションの目的・方法と手段
9月	Ⅲ	コミュニケーションⅡ	ニーズを把握し、意図して円滑なコミュニケーションがとれる	・コミュニケーションを理解し、相手のニーズを知る技法
10月	Ⅳ	研究発表または実践報告	研究に取り組み発表ができる	・研究の実践と発表までのプロセス
11月	Ⅱ	メンバーシップ論	組織の中で自分の役割を知る 報告・連絡・相談の重要性が理解できる	・報告・連絡・相談の理解 ・メンバーシップの理解
12月	Ⅲ	リーダーシップ論Ⅰ	組織の理念を知る 主体的にリーダーシップがとれる	・リーダーの役割 ・リーダーシップの要素
1月	Ⅳ	リーダーシップ論Ⅱ	組織の理念を知り、チームリーダーができる	・リーダーの業務 ・人の心を動かす能力
2月	Ⅲ	コーチングスキル	相手の到達レベルを理解し、指導・教育ができる	・コーチングのポイント（教える・考えさせる・気づかせる・ほめる） ・プリセプターの役割

表Ⅱ-5-3 2022年度教育研修会

月	全職員を対象とした研修	回復期リハビリテーションに必要な知識
4月	医療制度の概要	
5月	接遇・マナーの基本①	
6月	接遇・マナーの基本②	障害の克服へと導くために信頼関係を築く
7月	メンタルヘルス	退院後の生活を見すえた情報を入院時より得る
8月	クレーム対応	患者・家族の利益のために多職種で協働する
9月	介護の力で虐待・身体拘束をなくそう	リハビリが効果的に行えるよう心身のコンディションを整える
10月	それはハラスメントではないですか？	家族を支える
11月	ハラスメントを受けたときどうするか	生活の再構築に向けて目標を管理する
12月	個人情報保護と情報リテラシー	自己効力感が高まるようなかかわりで行動変容を促す
1月	チーム医療におけるタスクシェア	在宅復帰への準備を整える
2月	災害医療を理解しこれからの医療体制をつくる	

年度から開始し、2021年度までに5人の新人看護師を迎えました。2022年度は4人の新人看護師が入職し、各病棟に配属することができました。病院の機能が慢性期であることや新人看護師受け入れの経験が少ないことから、院内で習得できる看護技術や知識には限界があります。そのため、静岡県看護協会や地域の基幹病院が企画する新人研修会に積極的に参加しています。

また、当院に就職する看護師は既卒の看護師がほとんどで、経験年数も前職の病院機能もさまざまです。当法人で定めた多職種共通

のクリニカルラダーはありますが、専門職としてキャリアを継続し看護実践能力を高めていくには、「看護師のクリニカルラダー（日本看護協会版）」の導入と、ラダーに応じた教育プログラムの必要性を強く感じています。

2 私を成長させた看護師長としての経験

A キャリアに対する考え

①看護師としての経験と昇格について

私（中村）は看護師長になって4年目になります。2010年にパートとして当院に入職し、4人の子どもを育てながら時短正職員を経て正職員となり、2019年に看護師長に昇格しました。看護師長昇格の話をいただいたときには、**自分に務まるだろうか**という漠然とした不安がありましたが、当時の部長から「できないところはスタッフがサポートしてくれるから大丈夫、そのままのあなたでいい」と背中を押され、やらせていただこうと決心しました。病棟のスタッフが、ともに働いてきた信頼できる仲間であったことや、同じ時期に主任昇格があったことも心強く感じ、一緒に頑張っていこうと前向きに考えることができました。

②看護師長としての思い

当院の理念は、「旅人が疲れを癒した、すずかけの木陰のように　やさしさと思いやりにあふれた　医療と介護を提供し　地域社会に貢献します」であり、理事長の講話にも「やさしさ」という言葉がよく出てきます。

私は、患者・家族にはもちろんのこと、職員間でも「**やさしさ**」のある病棟でありたいと思っています。よりよい看護・介護を提供するためには、スタッフが気持ちよく働いていることが重要です。病院では、急激な病状の変化や多重課題、対応の難しい患者の看護など、ストレスを感じることも多々あります。だからこそ、職場の人間関係を良好に保ち、安心して働くことができる環境をつくりたいと考えます。

B 新規採用者の早期退職を経験して

①病棟職員の状況

私が勤務する回復期リハ病棟（3階病棟：54床）には、2022年9月現在、看護師が23人（うち非常勤5人）、ケアワーカー12人（うち非常勤1人）、歯科衛生士1人の計36人の職員がいます。2021年4～8月に既卒看護師5人が入職しましたが、3人が3カ月も経たないうちに退職を申し出てきました。そのうち2人は、「回復期リハビリテーションの看護が見えない」「患者と話す時間がない」などを理由に、入職後半年で退職に至りました。

②私の思いと対応

新入職の看護師たちから退職希望の申し出があったときは、とてもショックでした。「退院支援を学びたい」「看護技術の習得をしたい」「患者とゆっくりかかわりたい」などの希望をもって当院に就職したスタッフが、なぜ短期間で辞めたいと考えたのか、管理する自分自身に足りなかったものは何だったのかを考えました。

主任たちとも話し合った結果、「指導やサポートがつく期間が十分でなく、わからないことをすぐに相談できずに不安を感じさせてしまったこと」「業務を教えることが中心で、回復期の流れや看護について伝える場がなかったこと」「コロナ禍でスタッフとの交流の場がないため互いを知る機会が少なかったこと」などの理由が挙がりました。これを受けて、看護部では、2021年8月に新規採用した看護部職員16人を対象としたフォロー

アップ研修を開催しました。研修会では、「当院に就職してよかったこと」「困ったこと、戸惑ったこと」「もっとこうしてほしかったこと」などをテーマにして、グループワークを行いました。結果、「入院から退院の流れがわからない」「忙しそうで話しかけにくい」「定期的な面談以外でも話を聞いてほしい」「病棟内の教育計画を明確にしてほしい」などの意見が出ました（**写真Ⅱ-5-1・2**）。

このフォローアップ**研修で明らかになった課題を翌2022年度の看護部目標に掲げ**、改善に向けた活動を始めています。教育や支援に関することは看護部教育グループが担当し、**既卒看護師の教育プログラムを見直し**ました。具体的には、月ごとの到達目標の作成、入退院支援室・訪問看護ステーションの1日研修、入職後3カ月の他部署の主任による面接です。

これにより、目標とする行動が明確になること、そしてもっと病院を知る機会になるのではないかと期待しています。主任による面接については、直属の上司では話しづらいこともあるかもしれないと考え、率直に本音や不安が語れることを目的に、第三者が面接を行うことにしました。面接では、これから始まるリーダー業務に対する不安や現在の心境などを語ることができましたが、これらの教育体制や支援について評価し、次年度の体制をさらに工夫していきたいと考えます。

病棟での支援体制は、担当チームの患者全員を受け持つまでは指導者をつけ、できる限り一緒に休憩をとれるよう調整し、相談しやすい環境をつくるようにしました。また、回復期リハビリテーションについての理解を深めるため、就職して1カ月目頃に入院から退院までの流れと看護について説明する機会をつくりました。再就職先に当院を選んだ理由や、何をしていきたいのかを確認しながら、**一人ひとりのやりたい看護**ができるよう支援していきたいと考えています。

③上司の支援とそれによる変化

入職して間もないスタッフから続けて退職希望があったときには、このまま今いるスタッフが次々に辞めてしまうのではないかという不安に駆られました。そんなときに看護部長より「師長は大変だよね。病棟の師長をしていると想定外のいろいろな出来事が起こるからね」と声をかけていただきました。退職を希望したスタッフが継続できる方法はないかと一緒に考え、本人たちとも話をしてくださいました。結果として退職することになってしまいましたが、最後まで考えることはできたと思っています。

看護部長に対しては、普段から**どんな報告をしても責められることがなく、一緒に考えていただけるという安心感**があるからこそ、悩むことがあっても師長として前向きに続けることができていると感じています。

④この体験から学んだこと

大切な人材を数カ月のうちに失ってしまうという残念な結果になってしまいましたが、このことは教育体制や自分自身を振り返るきっかけになりました。瀬川ら[1]は、「役割過重や役割葛藤のストレスから離職したいと考えるのではなく、役割を曖昧に感じるストレスから離職を考えることが明らかになった」「中堅看護師が自分の役割や能力を明確に認識できるような働きかけや役割分担体制の構築や風通しのよい職場になることが必要といえる」と述べています。

既卒看護師が**新たな職場でどのような看護をしたいと思って就職したのか**を知りそれを支援すること、**病棟全体で受け入れる風土にしていく**ことが重要だとわかりました。また、

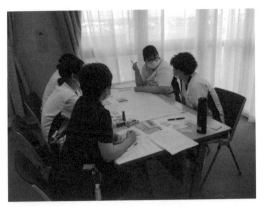

写真Ⅱ-5-1 フォローアップ研修の様子

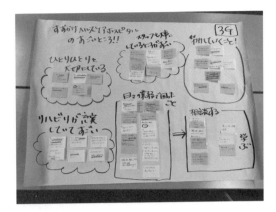

写真Ⅱ-5-2 グループワークのまとめ

退職を言葉にするまでにはさまざまなことに思い悩んでいたはずです。日々のコミュニケーションを心がけ、小さな悩みのうちにキャッチし、少しでも早い段階からサポートできるようかかわることが大切だと学びました。

C 患者による暴言・暴力行為を経験して

①回復期リハ病棟の入院患者の特徴

2021年度の入院患者は、脳血管疾患が45.1%、整形疾患が44.2%、廃用症候群が10.7%でした。脳血管疾患で入院している患者においては、高次脳機能障害により**暴言・暴力行為**に至ることがあり、対応に苦慮することがあります。

②暴言・暴力の事例

2021年、4カ月という短期間に、続けて3件の患者からの暴言・暴力事例が発生しました。1例目の男性は、お茶がぬるいことをきっかけに怒り出し、車椅子のブレーキを外して立ち上がり、スタッフを蹴る、拳で殴るなどの行為がありました。2日後に退院が決定していたため、当直医師と相談し、夜間ではありましたが自宅への退院となりました。しかし、自宅でも自家用車から降りようとせず、対応に困った家族により基幹病院の救急外来へ行き、大騒動を起こす結果となってしまい

ました。

2例目の男性は、車椅子に乗車中、後ろで車椅子を押していたスタッフを拳で殴る、患者の前にいたスタッフの腹部を蹴る、唾を吐きかけるなどの行動がありました。翌日、入院継続は困難であるとの説明を家族に行い、退院の提案をすることになりました。家族は施設への入居を希望されましたが、対応可能な施設が見つからなかったため、急遽、介護ベッドの借用と家族への栄養・薬剤指導、精神科の専門病院を紹介し、自宅への退院となりました。

3例目の男性は、ホールで経管栄養注入中に、急に立ち上がろうとしたため、安全を確保するためにスタッフが場所を移そうとした際、すぐ前に座っていた女性患者の頬を突然殴りました。被害に遭った患者の家族からは、「患者であっても許せない、本人と家族に会いたい」との申し出がありました。院内で対応を検討し、職員が同席したうえで家族同士が話をする機会を設けることになりました。

③どのように対応したか

1例目の事例では、夜間に退院させた結果、地域の基幹病院に迷惑をかけることになり、後日、双方の関係者で事例の振り返りを行うことになりました。話し合いでは、それぞれ

の病院における当該患者と家族への看護や対応についての情報共有を行ったことで、互いの病院の役割や状況を知る機会となり、理解を深めることができました。病棟でも話し合いの場をもちたいと考えていた矢先、続けて2件の事例が起きてしまいました。

スタッフからは、暴言・暴力に対するさまざまな声が聞かれるようになり、疲弊していく様子が感じられました。私は、**速やかに病棟全体で話し合う場をもつ必要があった**と後悔しました。

当院では、入院時に「入院中の迷惑行為に関する説明・確認書」を用いて、暴言・暴力等の迷惑行為により病院業務へ著しい支障をきたす事項が生じた場合は入院の治療継続が困難となるため退院をしていただくことがある旨を説明し、署名をいただいています。2例目の事例では、「暴言・暴力」イコール「退院」という認識で患者対応がされ、職員間で十分に意見を交わす場をもてないまま退院となりました。もっとほかにできることはなかっただろうかと、自分の中にもやもやとした気持ちを残す結果となってしまいました。

3件の暴言・暴力を体験した後ではありましたが、病棟のスタッフが率直な思いや意見を出せる場を設けました。「暴言・暴力は怖いと感じる」「暴言・暴力に遭うと自分の対応が悪かったのではないかと考えてしまう」「疾患が原因で暴言・暴力に至るので仕方ないと我慢してしまう」「たった1回の暴力で退院になってしまったことに対して疑問を感じる」「入院生活のストレスが暴言・暴力につながるのではないか」など、さまざまな思いや葛藤を抱えていることがわかりました。明確な答えが出たわけではありませんが、これらの**意見を病棟内で共有する**ことができました。

④上司による支援と成果

地域の基幹病院との事例の振り返りに向け、上司からは「事実をありのまま話せばいい。責めるために集まるわけではないから」とのアドバイスを受け、報告資料も一緒に作成していただきました。また、これらの体験から病院でも暴言・暴力について学ぶ場を設けることとなり、病院管理者で教育動画を視聴しました。暴言・暴力に対する組織の対応について、**看護部や病院全体で考えていただけたことが心強く**、頑張っていこうと考えることができました。

⑤大切に思うこと・学んだこと

不測の事態が起こったとき、管理者は、患者とスタッフのために**早急に対応する必要が**あったと思います。また、翌日に退院になってしまった事例については、**多職種でほかの対応方法を含めた話し合いをすべき**だったと感じています。

暴言・暴力が起こったことにより、患者もスタッフもつらい思いをしました。しかし、スタッフはさまざまな感情を抱えながら、患者を中心に考えて行動しているということがよくわかりました。普段から、患者や家族の思いを大切にした支援を目標に病棟を運営していますが、このような状況下でも実践してくれているスタッフを誇りに思い、スタッフたちを大切にしていきたいと強く思いました。

患者と接する頻度が高い職種が暴言・暴力を受けやすく、また、若い職員や女性職員がターゲットになりやすい傾向があるといわれています。看護師は暴言・暴力を受けやすい職種であることを理解し、早急に対応する必要性を学びました。

D 看護師長として成長するために

①数々の経験を踏まえて感じること

　私は病棟師長として、退院後の生活に向けて患者が安心して入院生活を送れる環境をつくること、そして、勤務するスタッフたちがやりがいをもって働けることを望んでいます。**困難な事例や思いもよらないできごとが**起きると、管理者として自信を失いそうになりますが、患者やスタッフ・主任、そして上司や病院の存在が、私を前に向かって歩かせてくれていると感じています。看護部長から学んだように、どのような状況でもスタッフの思いや考えを受け止め、一緒に考えていきたいと思います。そして、その**態度を一貫していくこと**が管理者として必要なことだと思います。病院の理念を念頭におき、スタッフと常にさまざまなことを話し合える関係づくりが大切だと考えています。

②これから学びたいと考えていること

　上司のすすめもあり、認定看護管理者教育課程ファーストレベルを受講することにしました。今後は、根拠に基づいた看護管理を実践していきたいと思います。また、自分自身の人間性を高めるとともに、患者・家族やともに働くスタッフに対して、やさしさが感じられるようなかかわりができるよう、学習を深めていきたいと思います。

---

3 看護部長の視点：看護師長がもっている力をのびのびと発揮してほしい

　「看護管理者は孤独だ」ともいわれますが、私（平野）は決して一人ではないと考えます。たしかに意思決定の連続であり責任は重いですが、組織内には病院長をはじめ各部長や看護師長たちがおり、ともに考えることができるからです。治療のために入院している患者

と多くのスタッフを抱え、病棟を束ねる師長の心理的負担には大きいものがあります。私自身も、突然起こる予想もしない出来事に頭を抱えることがしばしばありましたが、数々の失敗や成功を繰り返しながら学び、そして強くなったと実感しています。

　人は、安定を好み、変化を避ける傾向があります。しかし、自部署の環境をよりよくするために、チャレンジする姿勢が重要だと思います。トラブルが起きたときこそ、**自分たちがどう考えて対応し困難を乗り越えたか**という経験が、人と組織を成長させると考えるからです。

　ここに紹介した看護師長の事例は、看護師長と病棟のスタッフにとってつらい経験だったと思います。しかし、それらの問題から逃げることなく、真摯に向き合い、原因は何だったのか、何が不足していたのか、何が必要で何ができるのかなどを皆で考え、一つずつ乗り越えてきたように思います。これらの経験は、確実に看護師長と部署全体、そして看護部門と病院組織の成長にもつながりました。

　私は、看護部長として、看護師長がもっている力を発揮できるよう支え、のびのびと部署を運営していけるよう、最強の応援団でいたいと思います。

引用文献
1）瀬川有紀子・石井京子：中堅看護師の離職意図の要因分析. 大阪市立大学看護学雑誌. 2010；6：18.

参考文献
・友田尋子・三木明子・宇垣めぐみ, ほか：患者からの病院職員に対する暴力の実態調査. 甲南女子大学研究紀要. 2010；4：69-77.
・齊藤茂子：中堅看護師はなぜ離職するのか. 東洋大学大学院紀要. 2017；54：385-405.
・門脇文子：看護師の離職意図の発生時期とその内容の分析. 三重看護学誌. 2020；22：31-40.
・任和子：看護職が辞めない職場づくり. 看護. 2012；64（6）：40-43.
・三木明子：看護職等が受ける暴力・ハラスメントに対する実態と対応策. 看護. 2021；73（3）：38-41.

・松本陽子・笹本美佐・丹下友馨：患者から暴力を受けた看護師が上司からサポートされたと認識する介入内容および関係性のプロセスの解明．日本赤十字広島看護大学紀要．2019；19：33-41.

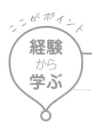

ここがポイント
経験から学ぶ

医療安全管理体制と危機管理体制の確立および人事管理の大切さ

　本事例は、医療と介護が一体化した医療法人の看護師長の事例です。執筆者の中村さんは、パート職員で入職後、子育てしながらの勤務を経て、主任、看護師長へと昇格されています。当該法人の恵まれた環境、看護部長の支援、中村さんの仕事への取り組みの姿勢がよくうかがえる事例です。

　本事例のタイトルに「不測の事態」とあります。医療現場は、いつ何が起こるかの予測は困難な環境にありますので、管理者は日頃から**不測の事態に備えたマネジメント**、とりわけ**医療安全管理体制と危機管理体制の確立および人事管理**を行うことが重要です。人事管理面では、昨今の看護職員は容易にキャリアを変更する傾向にあるようで、突然の退職や転職の申し出が多くなっています。中村さんの病棟では、2021年度に既卒採用者5人のうち3人が3カ月以内に退職を申し出ており、これは予測していなかった事態でしょう。

　既卒採用者の早期離職については、全国の施設でも課題となっています。日本看護協会の「2021年病院看護・外来看護実態調査」[1]によると、既卒採用者の離職率は、100〜199床の施設で17.8％、200〜299床で14.7％、300〜399床で15.1％です。新規採用者と正規雇用職員の離職率と比較しても、既卒採用者の離職率が高くなっています。中村さんは病棟師長として、主任看護師やスタッフと一緒に早期離職の課題解決に向けて話し合いを重ね、看護部全体のフォローアップ研修開催、支援対策の検討等、早々にアクションを起こしています。

　また、**患者からの暴言・暴力行為**はまさに不測の事態です。中村さんは4カ月間に3件の暴言・暴力事例を経験され、うち2件は職員が殴られ、1件は女性患者が殴られています。中村さんは不測の事態の発生を経験したことから、看護師長として初期対応の仕方、暴力発生時の対応マニュアルの確認、上司への報告等、多面的に考察しています。

　2019年度厚生労働省の研究事業「看護職等が受ける暴力・ハラスメントに対する実態調査と対応検討に向けた研究」[2]では、回答施設の85.5％が患者や家族等による暴力等の報告を受けていたことが明らかになっています。また、看護職員等に対する暴力等が心身に影響を及ぼしており、なかには労災の適用、身体的受傷、精神的不調、休職、離職等につながっている事例があったと報告されています[3]。

　患者による暴言・暴力は、医療機関であればどこでも遭遇しうる事案です。本事例は、**暴言・暴力の対応マニュアルの整備と徹底、上司・施設側の支援**等について日頃から考えておくことの必要性を改めて示唆してくれています。　　　　　　（佐藤エキ子）

引用文献
1）日本看護協会広報部：News Release. 2022年4月1日号.
2）三木明子：看護職等が受ける暴力・ハラスメントに対する実態と対応策．看護．2021；73（3）：38-41.
3）前掲書2）．p.39.

6

サーバントリーダーシップで
スタッフとともに成長する

富樫嘉子 ● 医療法人社団保健会谷津保健病院副看護部長（執筆当時）

鶴崎美優希 ● 同院看護部長（執筆当時）

本事例のキーワード ▶ ▶ ▶ 　自部署を俯瞰する　　先輩師長の応援・支援

人とのかかわりの中で自分の役割を果たす　　病棟と外来の一元管理導入

意思決定と合意形成　　目標を掲げ続ける　　サーバントリーダーシップ

谷津保健病院 [2022 年 9 月現在]

病床数：274 床
診療科数：13 科
看護職員数：154 人（看護師 148 人、准看護師 6 人）
看護管理者数：12 人（看護部長 1 人、副看護部長 1
　人、看護師長 10 人）
看護配置：急性期一般入院料 1（7 対 1）
平均在院日数：12 日

1　当院の教育システム

A 施設概要

　谷津保健病院（以下、当院）は、開院から 40
年が経過し、地域に根差した医療提供に取り
組んでいます。当院の位置する地域は高齢化
が進み、介護が必要な高齢者も多くなってき
ています。2014 年にリハビリテーションと
レスパイト機能を中心とした地域包括ケア病
棟の開設を行い、病床機能の変更に取り組み
ました。一方、2021 年末には、少子化のた
め分娩取扱いと小児科診療を終了し、地域を
支える総合医療を提供する病院として、診療
科の変更を行いました。

　看護部は「ナイチンゲールの看護論を看護
の基本とし、看護を必要とする人の意志と権
利を尊重し、専門的知識・技術にやさしさが
調和する看護をめざす」ことを理念としてい
ます。

B 新人から 4 年目までのコース教育

　この理念に基づき、**新卒入職から 4 年間、
一連のコース教育**を行っています。1 年目は
看護技術や知識の習得を中心に、集合研修を
行います。2 年目は、ナイチンゲール看護論
を活用した事例検討を行い、プライマリー
ナースとしての看護提供を振り返ります。3
年目は、リーダーシップについての理論を学
び、各部署での実践を通して学びをまとめま
す。4 年目は、問題解決技法や医療経済など
社会状況の変化に応じたテーマで学習を行っ
ています。その後、看護研究や事例検討を所
属部署で行い、学会発表につなげています。

　基本的な看護技術については、当院作成の
看護技術チェックリストを活用しています。
「看護師のクリニカルラダー（日本看護協会版）」

表Ⅱ-6-1　主任昇格時の評価内容

専門的能力	・看護実践能力 ・クリニカルラダーⅢ以上
対人的能力	・リーダーシップ ・スタッフ教育・学生指導 ・他部署とのコミュニケーション能力 ・多職種協働
概念化能力	・施設理念の理解 ・当該部署目標の理解

をもとに、当院の特性を追加したラダーを作成、活用しています。

C　主任の育成

　主任への昇格時には、表Ⅱ-6-1 に示す通り、「専門的能力」として看護実践能力、「対人的能力」としてリーダーシップやスタッフとのかかわり方、学生指導などの教育的行動等を評価します。日頃の勤務態度や、看護部委員会活動を通じた多職種協働、他部署との調整能力等を総合的に評価しています。看護師長による目標面接時に、管理職に対する本人の意向を確認し、看護部長へ推薦します。看護部長は、看護管理についての論文と面接により選考を行います。

　主任に対する管理者教育としては、看護主任会議を月に一度開催し、看護部長が看護管理についての講義を行います。講義内容を受け、各部署の看護問題解決に向けて看護管理の視点で取り組みます。当院では、主任昇格後、認定看護管理者教育課程ファーストレベルを受講させています。また、上司である看護師長が直接、現場において看護サービス管理・病床管理・人材管理・物品管理・感染管理・リスク管理などを指導します。

　看護師長不在時には、看護管理基準に沿って代行業務を実践し、経験学習によりマネジメント能力を獲得していきます。毎朝行われている看護師長ミーティングでは、病床管理

および看護スタッフの応援体制の調整を行いますが、師長代行で参加する主任は、他部署の看護師長からの支援を受けています。

D　看護師長の育成

　主任から看護師長への昇格は、看護部長による評価と、直属の看護師長による評価を踏まえ、看護部長面接にて決定されます。看護師長の役割は、時代の変化に合わせた施設方針への協力や経営参画、地域住民を円滑に受け入れるための病床管理、質の高い看護提供、看護職員の人材育成が挙げられます。

　看護管理者の評価ツールとして、「病院看護管理者のマネジメントラダー　日本看護協会版」をもとに当院のラダーを検討し、活用しています。看護師長昇格時には、外部研修受講、先輩看護師長が経験した困難事例発生時の対応力を共有・学習しています。

　当院では、2014 年度から、**新任看護師長に対する看護師長のプリセプター制度**[1]を導入しています。前述のように看護師長の役割は多様化しており、当院も例外ではなく、看護管理業務への対応は困難さを増しています。このプリセプター制度は、新任看護師長の看護管理における実践力向上と、看護管理上の対処方法に関する不安の軽減、新任看護師長の疲弊感の軽減を目的として制度化されました。

　看護師長への就任から 1 年間にわたり、看護部長から任命された先輩看護師長が年 4 回（就任 1 カ月・3 カ月・6 カ月・1 年後）の面接を行います。面接では、①現在の感想、②業務について、③ストレスマネジメント、④現在の悩み、⑤プリセプターへの要望、の 5 項目をもとに作成した面接用紙（**表Ⅱ-6-2**）を使用します。プリセプティ看護師長は記入した面接用紙を提出し、面接を行います。面接結果は、

師長面接用紙（1カ月・3カ月・6カ月・1年）　実施日　　年　月　日

氏名 ＿＿＿＿＿＿＿＿＿＿＿＿＿ 印

面接者名 ＿＿＿＿＿＿＿＿＿＿＿ 印

1．師長としての率直な感想を述べてください

2．業務について

　1）勤務表は基準通りに作成していますか

　2）看護部の方針に則った、スタッフ教育・指導は実践されていますか

　3）患者管理・退院支援（調整）はできていますか

　4）医師・他コメディカルとの関係は調整できていますか

　5）スタッフ間の調整はうまくできていますか

　6）主任との調整は良好に保たれていますか

3．ストレスマネジメント

　1）セルフコントロールできていますか

　2）十分な休息はとれていますか（公休・有休消化・体調の変化）

4．現在、困っていること・悩んでいることはありますか

5．プリセプターへの要望等、お聞かせください

・プリセプターからのコメント

・看護部長からのコメント

プリセプター看護師長から看護部長へ報告され、その結果を踏まえて、新任看護師長の管理実践に対する評価、支援を行います。

また、看護師長経験年数や看護部長の評価・推薦を受け、認定看護管理者教育課程セカンドレベルやサードレベルを受講します。さまざまな視点から自施設を分析し、施設理念に沿った医療・看護提供ができるように育成しています。

2　私自身の振り返り

A 新任看護師長として受けた教育的支援

私（富樫）が新任看護師長として管理していた病棟は、産婦人科・小児科の混合病棟でした。分娩数の減少や地域の小児科患者の減少傾向があり、どちらの診療科も安定した入院患者の確保は困難で、空床が多くみられる状況になりました。

そのため、病院の方針として、他の診療科の患者受け入れを強化し、**病床を有効活用す**

ることが求められました。しかし、スタッフからは、夜勤帯の分娩対応時に認知機能の低下した高齢患者への対応が重なることは患者管理的にも困難であると、強く訴えられました。**安定した病院経営が必要であることは看護管理者として理解していた**ため、どのように体制づくりをすればよいのかと悩みました。

　経験豊かな先輩看護師長に、スタッフの思いを受け入れることの難しさや、管理者として決断し、実行に向けた方法をスタッフに伝えきることの難しさについて相談しました。「できないことを挙げていくのではなく、**どのように取り組むと可能なのかを考えること**」「**自部署の状況を分析**して、入院受け入れ基準を作成すること」と、アドバイスを受けました。認知機能低下により、夜間の徘徊・大声を上げるなどの行動がみられる患者や、感染症患者の受け入れを制限（新生児の担当スタッフへの配慮）する基準を作成しました。看護師長会議での入院受け入れ基準の説明の際、看護部長の支援とともに、他の先輩看護師長からも経験に基づくさまざまな支援を受けることができました。

　入院患者の受け入れ基準作成という取り組みからは、自部署から病院を見るだけではなく、**病院全体における自部署のあり方を俯瞰しなくてはならない**と学びました。先輩看護師長からいただいた、「組織の方針をもとに管理者としての取り組み（挑戦）につなげる」という**概念化への支援**は、看護管理の幅広さを学ぶ機会となり、さらに看護管理を学びたいという気持ちになっていきました。

B 昇格時に感じたやりがい

　私は助産師として2年間の勤務後、出産のため一時退職しました。その後、育児を行い

ながらの再就職先として、院内保育所のある当院に就職し、一スタッフとして臨床や実習指導、委員会活動を行っていました。当時の主任（助産師）の定年退職に伴い、看護師長から「主任になるように」と話がありました。産婦人科・小児科の混合病棟であり、看護師長の職種が看護師であったため、主任には助産師が適当であることは理解していましたが、他の診療科の経験もなく、子育て中でもあり、多くの不安がありました。

　しかし、そのときの看護師長が、子育てをしながら看護師長を続けているご自分の**経験を語ってくれたこと**、ともに協力して病棟をよくしていこうと話してくださったことで、受け入れようと思いました。また、看護部長との面接時に自分が未熟であることを伝えたところ、「最初から完璧な人なんていないのよ。私だって、まだよ」と**笑顔で励ましてくださった**ことが忘れられません。この言葉を聞いて、頑張ろうと思えるようになりました。

　看護部長、直属の上司である看護師長、助産師の諸先輩方に支えられながら、ロールモデルとなれるように努力していきました。主任となり数年が経過した頃、当院で初めて、分娩介助を行う助産実習を受け入れることになりました。私は受け入れ体制づくりの責任者として、助産学科の教員との調整を担当させてもらいました。**主任の立場でこのような調整ができる**ことに、大きなやりがいを感じました。

　この実習受け入れにより、それまで採用の機会がなかった新卒助産師の採用につながり、**人材育成について学ぶ機会**も得ることができました。また、看護基準作成や看護業務改善など、看護主任会と看護師長会が協力し病院全体の取り組みを行うことで、**他部署との連携**についても経験することができまし

た。病院全体の中の自部署の位置についても考える機会となりました。

　数年後、看護師長への昇格の機会が与えられ、看護管理者としての責任の重さを実感しました。先輩看護師長に「一緒に頑張りましょう」と声をかけていただいたこと、**看護師長会での応援体制や支援**は、役職を受け入れるうえでとても重要なものとなっていました。また、認定看護管理者研修は、他施設の看護管理者との交流を通して、自施設の役割を考え、看護管理者として必要な知識や経験を得る機会となりました。

C 研修の中で出会った書籍

　私が看護管理の参考とした書籍は、認定看護管理者研修で紹介された『看護サービス管理』[2]です。さまざまな側面から看護サービス管理について記載されているため、問題解決に向けて、どの視点が必要かを調べるために活用しています。また、詳細な内容については、書籍に記載されている参考文献を確認するという活用方法で知識を深めています。時代に合わせて変化する看護管理上の課題、医療経済、人材育成やキャリア開発などの参考にしています。

　『MaIN』[3]は、院内の看護師長会の勉強会にて活用しました。当時、看護師長としての経験が浅く、同書の看護管理指標（計画・動機付け・教育・コミュニケーション・組織・安全）に基づき一つずつ回答することで、自分が取り組

む課題を明らかにすることができました。自己評価によって、不足している学習と取り組みの方法を検討し、病棟運営に活かすためのPDCAサイクルを回すきっかけとなりました。現在でも、新任看護師長の面接時に活用しています。

　組織内の対人関係において活用しているのは、認定看護管理者研修で紹介された『対人援助グループからの発見』[4]です。「リーダーが組織や人の現状を正しく理解し、それを共有化していく作業を怠っていると、進むべき方向性を見誤ることになる。個々のメンバーの役割から始まり、職場の目標に関する意思決定を行っていくことが大切な役割となる」[5]、「婦長が組織から期待される役割だけに従っていたら、部下は自分たちが大事にされているとは感じない。部下の看護婦たちの悩みを聴き、気持ちを受け止めること、応答する役割をとることによって、はじめて婦長の役割を果たすことになる。この応答する役割のなかでお互いがかけがえのない人になっていくのである」[6]と述べられています。

　当時（約15年前）の自分のノートに「リーダーとは、単にこうするんだ、ああするんだと言うのではなく、メンバーの気持ちを受け止めていくこと。自己は他者によって決められた役割を発揮する」と書いていました。研修後**「人とのかかわりの中で自分の役割を果たす」**ということを対人関係での基本姿勢として、相手を受け止める努力をしています。

表Ⅱ-6-3 病棟と外来の一元管理導入への取り組み

構造	過程	結果
・地域における施設の役割 ・産婦人科病棟・外来配属スタッフの人材有効活用 ・小児科・内科などの診療科の協力	・病棟・外来業務内容の把握 ・外来業務マニュアルの作成 ・保健指導マニュアルの作成（妊婦・婦人科） ・スタッフ教育	・看護ケアの継続 ・妊婦の行動変化 ・婦人科疾患患者の周術期理解 ・スタッフのモチベーションの向上 ・新たな挑戦の提案（助産師外来）

3　私を成長させた看護師長としての経験

A 病棟と外来の一元管理導入への取り組み

①看護部長から与えられた課題

　看護師長として病棟管理を行って5年目に、看護部長から認定看護管理者教育課程セカンドレベルの受講をすすめられました。受講にあたり、**病棟と外来の一元管理導入**という課題が与えられました（表Ⅱ-6-3）。

　私が管理していたのは産婦人科・小児科の混合病棟で、看護職員は助産師・看護師・看護補助者で構成されていました。一元管理を行う予定の産婦人科外来は、病棟と同じく3職種が勤務し、外来部門の看護師長による管理が行われていました。地域の高齢化に伴い、分娩数は減少傾向にありましたが、小児科・内科・麻酔科など他の診療科の協力を得られることを強みとして、安心して出産できる施設として地域のニーズに応えていました。

　一元管理を行うことにより、周産期看護では、妊娠から分娩、退院後の褥婦と新生児のフォローまで丁寧なかかわりができます。また、婦人科疾患患者にとっても、手術前から退院後まで不安なく継続した看護を受けることができます。一元管理の導入の利点は、スタッフにも理解されていくと考えていました。

②主任等の協力を得てスタッフの合意形成を図る

　しかし、看護師は**新しいことに取り組むとき、不安や起こり得る問題点を訴える**ことがよくあります。カンファレンスにおいて一元管理について説明する前に、主任とこの計画について丁寧に話し合い、導入についての打ち合わせを行いました。また、他施設での勤

務経験があるベテラン助産師にも事前に説明し、協力を得ておきました。

　カンファレンスでは、病棟スタッフから「病棟看護を行うにも十分な人員配置ではないのに、外来業務まで行うのはどういうことか」と不安を訴える意見が出ましたが、主任やベテラン助産師がスタッフに説明してくれたおかげで、病棟・外来スタッフの合意形成を行うことができました。

③導入計画立案とマニュアルの整備

　看護師長・主任が産婦人科外来業務研修を企画し、現状を把握したうえで詳細な導入計画を立案しました。外来業務研修と同時に「外来業務マニュアル」「妊婦保健指導マニュアル」を作成し、これを活用しながら、病棟スタッフへ業務を周知していきました。同じスタッフが長年、外来業務を行っていたため、暗黙知と思われる業務内容も多くありましたが、マニュアル作成により、**どのスタッフが行っても同じ看護が提供できる**ようにしました。

　数人の固定メンバーで外来業務が行われていたときには、休憩をとることもままならない状況でしたが、病棟スタッフが応援に入ることで業務交代も容易となり、休憩時間が確保でき、勤務環境も改善されていきました。

　病棟助産師にとっては、妊娠中の保健指導から退院後の育児指導や乳房ケアへと**業務の幅が広がり、モチベーション**が向上していきました。病棟看護師も、婦人科手術予定患者へ入院前からかかわることができ、入院後の看護に活かすことができました。

④主体的に取り組み自分の言葉で伝える

　管理者としての成長につながったと思えることは、やはり、**意思決定と合意形成**の点です。看護部長からの課題であっても、**自分自身が主体**となり、**自施設の現状分析を行い、**

計画を立てることが重要でした。

また、実践過程では、**重要な協力者である主任に対して、自分の言葉で思いを伝えました**。「看護師長として、第一の理解者は主任でいてほしい」「主任として、看護師長の考えに疑問があるときは率直に意見を述べてほしい」と伝えました。私も主任のときには、看護師長の思いをスタッフに伝えることが自分の役割だと考えていたからです。長年、スタッフ同士でともに勤務をしてきた関係でもあり、大きな信頼を置いていましたし、スタッフの意見を主任がまとめて報告してくれたり、自らスタッフへ説明してくれたりしていました。私も、この計画が軌道に乗るまで、常に外来と病棟を行き来し、スタッフとのコミュニケーションをとり続けました。一元管理は順調に確立し、その後、助産師外来（妊婦健診・母乳外来）を構築するまでに至りました。

B 病棟管理者としての配置異動

①とうとう、そのときが来た

看護師長になって9年が過ぎ、助産師として同じ病棟を管理し続けていくうちに、現状のままでよいのか、改善すべき点はないかと常に考えるようになりました。

何か**新しいことに挑戦してみたい**と考えていたところ、認定看護管理者教育課程サードレベルの受講の機会を得ることができました。同時に、研修受講後に内科病棟へ異動することが命じられました。

目標面接のたびに「病院全体の看護について考えるように」と看護部長から指導を受けてきたので、とうとう、そのときが来たと思いました。内科看護の経験がないという私の不安に対しても、「スタッフに聞きながら経験を積んでいけばよい」と励ましてくれました。病棟管理から手術室管理へ異動した時の看護部長ご自身の経験についても話していただき、私は安心して異動を受け入れる気持ちになりました。

②自分の足で出向き、知ろうとする

このとき、過去に受けた研修で聞いた、他施設の看護部長がトップマネジャーとして施設を異動した際のエピソードを思い出しました。「看護部長室にいて、事務長や他の人に病院のことを説明してもらうだけではなく、**自分の足を使っていろいろな場所に出向き、知ろうとすること**が大切」という内容でした。講義された看護部長と私の立場は違いますが、まずは自分の知らない内科看護について知る努力をしよう、と考えました。そして、着任前に自分の病棟運営方針を看護部長に相談し、「看護管理を楽しんで」と励ましの言葉をいただきました。

③2つの病棟運営方針

着任初日と病棟カンファレンスの機会に、スタッフに病棟運営方針を説明しました。1つ目は「医療事故再発防止に努め、安全な医療提供を行うこと」、2つ目は「スタッフが安心できる職場環境をつくること」です。

私の異動の少し前に発生した医療事故に対し、前任看護師長は、看護スタッフへの支援を適切に行い、対策案を迅速に作成し、すでに実践に取り組んでいました。そこで、前任者の計画に基づき実践を継続していこうと思いました。医療安全対策は周知を続けていかなければ風化してしまいます。毎月、自部署のインシデントレポートを総括してカンファレンスの場で発表を行い、病棟スタッフによる医療安全対策グループ活動とともに、事故防止対策の実践を続けていきました。

また、**病棟の看護実践を理解**するため、スタッフと一緒に清潔ケアを行うことを始めま

した。高齢者のオムツ交換や体位変換は、これまで経験してきた新生児のオムツ交換とは違い、一緒にペアを組んだスタッフに質問し、コツを教えてもらいながら実践しました。その中で、褥瘡予防対策や処置方法、病棟患者の状態や治療、提供されている看護を理解することができました。

3カ月ほど続けたところでギックリ腰（急性腰痛症）になってしまい（若いスタッフには笑われました）、この取り組みは中断せざるを得ませんでしたが、その後も内科処置の見学に入り、看護業務の実際を理解することに努めました。

併せて、スタッフとの目標面接を開始し、個人目標を聞きました。**看護ケアを一緒に行うこと**で個々のスタッフの患者へのかかわり方や知識を理解することができたため、スタッフに合わせた支援を行う計画に活かすことができました。スタッフの平均年齢は30歳程度でベテランスタッフは少ない構成でしたが、みな勉強熱心で、向上心がありました。

④主任との協働と、スタッフとのコミュニケーション

スタッフとの面接や病棟業務の流れを理解したところで、病棟運営について、改めて主任と話し合いをもちました。主任としての経験年数は浅かったのですが、非常に勤勉であり、スタッフの信頼が厚く、病棟の看護技術は安心して任せることができる、まさに**ロールモデルとしての存在**であると思いました。

私が着任前に掲げた目標である「医療事故再発防止に努め、安全な医療提供を行う」ために必要なことは、**スタッフの専門的知識・技術の向上**にあると考えました。内科病棟では、スタッフが当番制で自部署内の勉強会を開催していました。主任との話し合いで、互いに勉強会担当グループ活動の年間計画、開催の進捗確認を行い、声をかけ続けることにしました。実践面でのフォローは主任に任せることにし、継続して勉強会が行われました。

2つ目の目標とした「スタッフが安心できる職場環境をつくること」では、一人ひとりが大切にされていると思えるような教育的かかわりをもつことに努めました。どの看護師長も行っていることだと思いますが、出勤時には夜勤者の労をねぎらい「変わりなかった？」と声をかけ続けました。初めは、「内科のことを知らない師長に言ったところで……」と思われていたかもしれません。

看護記録や処置で忙しいスタッフもいますので、それぞれの反応を見ながら声をかけ続けるうちに、患者の状態の報告や相談を受けることが日常的になっていきました。私が病棟に来るなり、すぐに報告に来るスタッフも増えました。益田は「他者への奉仕を最優先として、自らが現場ファーストでスタッフを労い、思いを傾聴し、共感し、癒し、実践の中の気づきをフィードバックしていくことで"看護"という職業について語り合う」[7]と述べています。これはサーバントリーダーシップの考え方です。

出勤後、最初に行うこのコミュニケーションは、病棟管理上の問題の早期発見・対応にも活かすことができました。また、報告の的確さやコミュニケーションのとり方など、夜勤リーダーとしての評価につなげることもできました。同様に、日勤帯でもリーダーと業務調整のために行うコミュニケーションのほか、経験年数の浅いスタッフにも、1日1回は声かけを行うように努めました。このようなかかわりを「サーバントリーダーシップ10の特性」に基づいてまとめたのが**表Ⅱ-6-4**です。

さまざまな役割を果たすことで、スタッフ

表Ⅱ-6-4　サーバントリーダーシップ10の特性（主な実践内容を分類）

サーバントハート	傾聴	・出勤時の声掛けにより、夜勤時の状況を確認 ・些細なことも話せる環境
	共感	・看護ケアをともに行い、スタッフの看護実践を理解する
	癒し	・どのスタッフにも平等に声をかけるように努める
	気づき	・スタッフの看護に対する思いを知る（目標面接）
	納得	・医療安全への取り組み、勉強会の実施などスタッフの取り組みを理解、支援する
	執事役	・看護主任への権限委譲 ・看護研究取り組み時の支援
ビジョナリー	概念化	・病棟目標：医療事故再発防止・安心できる職場環境
	先見力	・安全な医療提供のための学習機会の醸成、スタッフの成長
成長支援	人々の成長に関わる	・主任・リーダーの成長を促す ・スタッフ個々の目標達成に向けた支援
	コミュニティづくり	・安心して話し合える環境 ・看護研究へ取り組む環境（看護に対する思いの具現化）

（特定非営利活動法人日本サーバント・リーダーシップ協会の資料をもとに作成）

が成長していく姿を目にすることができてきました。なかでも、病棟師長として3年目を迎えた年に転倒・転落事故防止に関する医療安全の取り組みについて看護研究を行い、学会発表につなげられたことは、看護師長としてのよい思い出の一つになっています。

この異動で、**ぶれずに病棟の目標を掲げ続けることの効果**を実感しました。また、若いスタッフが懸命に看護に取り組む姿に感動し、スタッフの成長を支援し続けることの大切さを学ぶとともに、私自身も看護管理者として成長させてもらうことができました。

4　看護部長の視点：当院の看護師長・主任のリーダーシップとは

看護の現場にマッチしたサーバントリーダーシップは、当院の看護管理者をたとえる言葉としていい表現だなと思っています。看護師長会の勉強会でサーバントリーダーシップを取り上げたとき、その場にいた面々と「こうありたいですね」と語り合ったものです。

ほかの人々の役に立ちたいという動機づけ

が、師長のプリセプターシップや支援体制に結びつき、現在に至っています。副看護部長を主体としたこの活動は、これからの人財育成にも役立ち、それは質の高い看護の提供につながることだと私は確信しています。

引用文献
1）富樫嘉子：新任看護師長を対象としたプリセプター制度を導入. 看護. 2018；70（4）：118-124.
2）小池智子・松浦正子・中西睦子編：看護サービス管理. 第5版. 医学書院；2018.
3）井部俊子監修：ナースのための管理指標　MaIN. 医学書院；2007.
4）佐藤俊一：対人援助グループからの発見. 中央法規出版；2001.
5）前掲書4）. p.150.
6）前掲書4）. p.155.
7）益田早苗：看護師長の"サーバント・リーダーシップ"で看護が大好きな組織を創る, ナースマネジャー. 2020；22（2）：2-7.

参考文献
・金井一薫：ナイチンゲール看護論・入門. 現代社；1993.
・樫原理恵：サーバントリーダーシップとは―従来のリーダーシップの紹介とともに. 看護. 2019；71（14）：8-15.
・三浦真琴：チーム医療に求められる新しいリーダーシップ―看護師に必要なサーバントリーダーシップ. 看護人材育成. 2021；18（5）：106-112.
・ロバート・K・グリーンリーフ著, 金井壽宏監訳, 金井真弓訳：サーバントリーダーシップ. 英治出版；2008.
・アベディス・ドナベディアン著, 東尚弘訳：医療の質の定義と評価方法. 健康医療評価研究機構；2007.

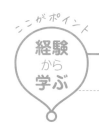

実践から問い続け、理論から学ぶ

　富樫さんの取り組みは、悩みながらも役割を引き受け、周囲の人に相談しながら実践し、理論を知ることを厭わず、その**理論を用いて実践を変化させている**のだと理解しました。

　学び続ける姿勢は、看護部の人材育成の中でも育まれていると思いますが、富樫さんのもつ力でもあると思います。病院は社会の変化の中で、地域包括ケア病棟の開設、分娩取り扱いの中止などが起きますが、その中で、看護部も模索しつつ変化している様子がうかがえました。

　富樫さんは助産師でもあり、主任として昇格した産婦人科・小児科の混合病棟で師長としても仕事をしていくのですが、その時々で考えながら、周囲の人の意見を聞き、先輩師長に相談しながらキャリアを継続しています。富樫さんの文章の中には多くの引用文献があり、その文献に書かれている理論を実践の中で使っていく知性を感じました。

　私は『師長の臨床』という著書を出版していますが、その中で、私の開発した「**師長の行うイノベーションモデル**」[1]を紹介しています。富樫さんの取り組みは、このモデルの実践例として理解することができました。すなわち、師長が「イノベーションの必要性を認識」し、「師長の意思決定＝目標の設定」を行い、さまざまな「戦略を実行」し、「看護師の意思決定＝合意形成」が起きます。そして「イノベーションの結果」が起こるというプロセスを示したモデルです。**実践が理論の源泉である**ことを再確認しました。

　また、助産実習の受け入れの準備や受け入れに伴う調整の役割、他部署との連携を通して実践知をつかみ取っていく様子にも、**現場の力**を感じました。

（佐藤紀子）

引用文献
1 ）佐藤紀子：師長の臨床. 医学書院；2016. p.69.

7

看護師長に欠かせない
「看護実践の言語化」と「対話を通じた可視化」

堀内妙子 ● 信州大学医学部附属病院看護師長
内田 緑 ● 同院看護部長

本事例のキーワード ▶▶▶ 実践や成果をアウトプットする機会 ｜ 意図的に対話を図る

アセスメントを言語化する ｜ 互いを認め合う教育体制

安心して自信をもって働ける職場環境 ｜ 共通認識をもてる仕組みの整備

信州大学医学部附属病院 [2022年4月現在]

病床数：717床
診療科数：32科
看護職員数：778人
看護管理者数：113人（看護部長1人、副看護部長
　4人、看護師長30人、副看護師長78人）
看護配置：特定機能病院入院基本料入院料1（7対
　1）
平均在院日数：11.7日

1 はじめに

A 病院概要

　信州大学医学部附属病院（以下、当院）は長野県内唯一の大学病院であり、特定機能病院です。また、地域医療の中核病院として、災害拠点病院、都道府県がん診療連携拠点病院などいくつかの拠点病院となっており、高度急性期機能を担っています。

　入院基本料7対1看護配置であり、急性期看護補助体制25対1、夜間看護補助体制100対1を構築して、看護提供体制は、総リーダー*1を配置した固定チーム継続受け持ち制となっています。

表Ⅱ-7-1 当院の教育理念・方針
教育理念 　病院および看護部の理念を基盤とし、専門職として自律した、信頼される看護職員を育成します **教育方針** 1. キャリアラダーに基づいて、看護職員として必要な能力の開発を支援します 2. 高度急性期医療および先進医療を担う医療チームの一員として、患者中心の医療を提供する看護職員を育成します 3. 「ともに学び、育ち合う」環境づくりを推進します 4. 地域医療を支える看護職員を育成します

B 教育理念・方針

　当院の教育理念と教育方針を表Ⅱ-7-1に示します。

2 看護管理者の教育システム

A 教育プログラムとマネジメントラダー

　当院では2013年に、高い臨床実践能力をもち、系統的な教育方法を身につけ、指導力

＊1　**総リーダー**：患者に質の高い看護を提供するため、①継続した看護提供をマネジメントしていくこと、②看護ケアの責任者として適切な看護ができるように看護スタッフの支援体制を整えることを役割としている

をもった**看護師の育成を目的とした教育プログラム「看護マイスター育成プログラム」**[1]を開発しました。院内認定「看護マイスター」制度でともに学び、育ち合う環境をつくっています。この院内認定制度で教育の基礎を学び、指導者としての資質の向上を図っています。

また、2013年、看護管理者の能力開発のために「**マネジメント能力指標**」を作成しました。その背景として、当時は看護管理者の能力を評価する指標がなく、新任看護管理者も、経験のある看護管理者も同じ評価指標で査定していたため、成長の度合いを評価できない状態でした。そこで、**看護師長・副看護師長に期待される能力を明確にし、役割遂行のための能力開発を行うため**に作成に至りました。

2019年の「病院看護管理者のマネジメントラダー　日本看護協会版」[2]の公表を契機に、翌年にワーキンググループを立ち上げ、これを参考にしたマネジメントラダーを作成しました。

当院のマネジメントラダーの目的を表Ⅱ-7-2に、構成を表Ⅱ-7-3に示します。ここでは、すべての看護管理者に必要な能力として「組織管理能力」「質管理能力」「人材育成能力」の3つを挙げています。

また、ラダーレベルはⅠ～Ⅲ（3段階）です。達成の目安は、レベルⅢまでを7年以内とし、看護管理者としての能力発揮をまとめた管理実践レポートで評価しています。レポートを書くことで実践を振り返ることができ、**相手に伝える能力の向上**にもつながります。

B 看護管理者の実践を承認する仕組みづくり

看護管理者育成の一環として、院外研修では、認定看護管理者教育課程ファーストレベル、セカンドレベル、サードレベルの受講と他施設研修を、院内研修では、新任看護管理者研修や管理者研修を行っています。近年では、大学院進学を考えている看護管理者もいます。

しかし、研修受講だけでは能力向上は図れません。看護管理者の育成については、**マネジメントラダーに沿って、OJTで実践能力を高めていく必要があります。**能動的に学習する仕組みとして、**看護管理者としての実践や成果についてアウトプットする機会**が必要です。普段の業務の中で、看護管理者同士（副師長同士、師長同士、副師長と師長など）で看護管理を考える時間をもつことは難しく、あえてそのための時間をつくる必要があります。そ

表Ⅱ-7-2 マネジメントラダーの目的

1. 看護管理者の能力開発のための指標を明確にする
2. 看護管理者自身がキャリアデザインを描き、成長のステップ（目安）として活用する
3. 看護管理者が管理能力を発揮し、成果につなげる

表Ⅱ-7-3 マネジメントラダーの構成

能力	組織管理能力	質管理能力	人材育成能力
能力の定義	組織の目標達成に向けて資源を活用し、成果に結びつける能力	看護の質を評価するために継続的に改善できる能力	将来を見据えて、組織的に人材育成に取り組める力
構成要素	分析思考力	質を査定する力	評価力
	概念化力	顧客志向性	指導力
	企画実行力	変革する力	自己啓発力
	統率力		
	経営参画能力		

のために、管理実践レポートのほかに、「看護管理実践報告」を検討しています。看護管理実践報告によって、暗黙知を形式知にできることや、実践報告を通して看護管理者をエンパワメントすることが期待されます。また、アウトプットにより、承認の機会につながります。**看護管理者は、「承認」を受ける機会が少ないと感じます。**マズローの欲求5段階説[3]（図Ⅱ-7-1）では、承認の欲求が満たされることが自己実現の欲求を満たすことになります。**看護管理実践の中で看護管理者同士が対話する時間を増やすことが承認の機会となります。**

C 個別の支援体制

環境や社会情勢の変化に合わせて看護管理者が成長するためには、**アンラーニング**が必要ですが、なかには、過去の経験から自分なりの考え方が固定されている人もいます。この考え方を改めようと、自分で気づくことは難しいものです。看護師長であれば副看護部長や看護部長、副看護師長であれば看護師長、また同じ職位にある同僚からの**動機づけやアドバイスがアンラーニングのきっかけ**につながります。そこで、リフレクションとともに、成長や自信につなげられる仕組みをつくりま

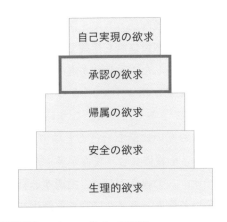

図Ⅱ-7-1　マズローの欲求5段階説

（ピラミッド上から）
自己実現の欲求
承認の欲求
帰属の欲求
安全の欲求
生理的欲求

した（図Ⅱ-7-2）。

経験から学ぶ3要素（リフレクション、エンジョイメント、ストレッチ）[4]を個別に支援するために、当院では「看護師長同士のミーティング」での同僚サポートのほかに、「副看護部長による担当部署の個別支援」や「看護部長との1on1ミーティング」などを整備し、看護部長や副看護部長との対話の機会を増やしました。**意図的に対話を図る仕組みは、**お互いの理解を深め、管理における工夫を創出する機会やモチベーション向上につながります。

3　私を成長させた看護師長としての経験

A 看護師長1年目の経験：看護実践の言語化

①副看護師長から看護師長へ職位が変わる【変化】

私（堀内）が看護師長になって初めて配属されたのは、先端心臓血管病センターでした。循環器の専門病棟で、心血管集中治療室（CVCU）4床と一般病床44床（循環器内科と心臓血管外科の混合病棟）でした。心臓血管外科術直後患者、植込型補助人工心臓治療患者、大動脈バルーンパンピング装着患者、人工呼吸器装着患者などのICU対応レベルの急性期から、心不全などで入退院を繰り返す慢性期まで、幅広い看護が求められました。

当時の病床稼働率は91.2％、平均在院日数は9.8日、回転率は37.1％、重症度、医療・看護必要度は41.1％、CVCUは84.2％と、入院患者全体の重症化に伴い、一般病棟の中でも重症化が進んでいました。

重症患者を受け入れるため、疾患別の専門チーム活動、医師やメディカルスタッフと協力した勉強会の開催、安全に看護が行えるようクリティカルケア看護経験のあるスタッフ

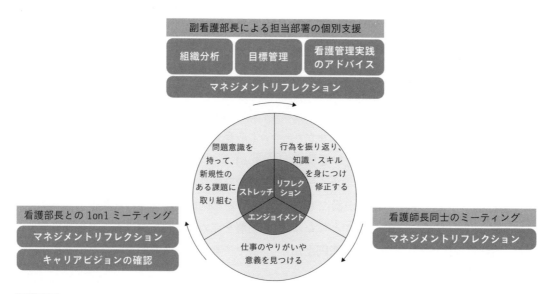

図Ⅱ-7-2 看護管理者として成長を促進させるOJTの支援の仕組み

（松尾睦：職場が生きる人が育つ「経験学習」入門. ダイヤモンド社；2011. p.70 に加筆）

をチームごとに配置するなど、**チーム内での
教育体制を整備**しました。

②スタッフの疲弊感が強い状況からの脱却【挑戦】

当時の先端心臓血管病センターは、院内で
も忙しいというイメージが強く、異動希望者
はほぼいない状況でした。経験を積んだクリ
ニカルラダーⅢ・Ⅳのスタッフは、ライフイ
ベントやストレス等で退職等になることも多
く、この状況を変える必要がありました。

予想を超える患者の重症化により、スタッ
フの疲弊感が高まり、このままでは、精神的
ストレスからスタッフの不調や離職が起きる
のではと危惧されました。病棟のリソースだ
けでは、患者の状態や予測される反応を多角
的にアセスメントし、患者に合ったケアを提
供できる看護師の育成に限界があると感じま
した。

退職者が続く中、残ったスタッフは不安や
ストレスを抱きつつも、協力し合い看護を提
供していましたが、患者の重症化とともに、
スタッフの疲弊やクリティカルケア看護への

ストレスがさらに高まっていきました。入院
患者全体の重症化、地域の高齢化、循環器疾
患患者の増加から、病棟の重症患者のさらな
る増加が予想され、**クリティカルケア看護が
行える看護師の育成**が急務でした。

③同僚のサポートからの気づき【振り返り】

クリティカルケアを実施している ICU 看
護師長や同僚の看護師長、病棟副看護師長に、
病棟の現状と人材育成の方法について相談す
ることにしました。その中で、**看護実践にお
いてアセスメントした内容を言語化する能力**
がスタッフに不足していることに気づきまし
た。また、看護師長として、**スタッフがお互
いを認め合う教育体制**を構築できていないこ
とに気づきました。重症化が進み複雑な疾患
や忙しい業務が増す中で、「どうしてこう考
えたか」「こう考えたから、こういうケアを
した」とお互いに話し合うことよりも、「何
をしたか」を報告し合う場面が多くなってい
たのです。この繰り返しで、**指導する側も指
導を受ける側も、考えた内容を言語化する能
力が低下**していました。この考えで大丈夫だ

ろうかという不安から、思うように言語化できていなかったのだと思います。間違ったことを言っても大丈夫な安心できる環境、いろいろなことを言い合える環境を構築することが必要であると、看護師長として認識しました。

④内省後の変化【成長】

同僚の看護師長に相談することで、部署の教育の課題が明確になりました。そんな中、院内の集中ケア認定看護師（以下、CN）による「アセスメント能力を向上させるためのクリニカルケアに携わる看護師の教育支援プログラム」が計画されました。そこで、病棟のスタッフに、教育支援プログラムの内容と必要性について説明し、CVCUのクリニカルラダーⅡ・Ⅲ、また部署経験2年未満のクリニカルラダーⅣのスタッフ7人が希望して教育プログラムに参加しました。

CNに看護実践の場面に一緒に入ってもらい、アセスメントしたことを言語化するトレーニングを繰り返し行いました。安心して言語化できるように、成長や成果の承認を意識的に行い、効果的に承認ができるようにスタッフとコミュニケーションの時間をとって、目標や課題の把握を行いました。スタッフからは、CNや他のスタッフからの承認機会が増えたことで、自信をもって看護実践が行えるようになったとフィードバックをもらいました。

この経験から、**スタッフ一人ひとりが安心して自信をもって働ける職場環境が整えられる**ように、自分自身が積極的に承認に取り組もうと思いました。また、自分の考え方だけでなく、**同僚や周りのスタッフの意見を聞くことも大事である**ということに気づきました。

B 看護師長6年目の経験：対話を通じた可視化

①新規立ち上げ部署の看護師長に任命されて【さらなる挑戦】

看護師長6年目となる2021年に、当院の患者サポートセンターにベッドコントロール室ができたことに伴い、ベッドコントロール担当師長に任命されました。当院のベッドコントロールの基本方針は、「病床は診療科に属するものではなく、病院全体のものとして運用する」「空床とは、翌日の入院が予定されていない病床」です。

ベッドコントロール師長の役割は、「当該病棟およびグループ化運用病棟*2 に空床がない場合、共通病床*3 および他病棟の空床を有効的に活用し、スムーズな入院を支援し平均した稼働率を保つ」ことでした。

当院では、2025年度までの病棟改修を進めていますが、これは、既存の建物を利用して数病棟ずつ閉鎖しながら改修する、居ながら改修です。そのため、2022年12月には2021年4月に比べて約100床の減少、2024年8月には同じく117床のベッドが減少となります（図Ⅱ-7-3）。ベッドコントロール室の課題は、病院機能を維持しつつ円滑かつ効率的に空床を運用し病床利用率を上げることです。

私は、組織横断的に活動するベッドコントロール師長として、「安全」と「公平」を大切に、少しでも病棟の看護師長の負担を軽減したいと考えました。

②副看護部長のサポート【振り返り】

当院では、看護師長研修として2021年度より「マネジメント・コンパス」4) を活用し

＊2　グループ化運用病棟：同一診療科の病床を有する病棟のグループ
＊3　共通病床：グループ化運用病棟における責任病床が満床の場合に使用できる病床

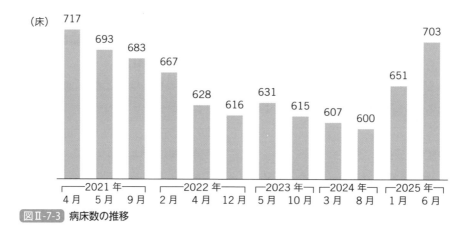

（床）

717　693　683　667　628　616　631　615　607　600　651　703

```
┌─2021年─┐ ┌──2022年──┐ ┌─2023年─┐ ┌─2024年─┐ ┌─2025年─┐
4月  5月  9月  2月  4月  12月  5月  10月  3月  8月  1月  6月
```

図Ⅱ-7-3 病床数の推移

ています。マネジメント・コンパスでは、**自分の認識している課題（目標と問題）を細分化し、担当の副看護部長と対話を通じて可視化**していきます。このツールを用いた副看護部長とのかかわりで、目標設定時に自分の考える内容が目標なのか問題なのかを整理することができ、目標達成までのロードマップをスムーズに作成し実践することができました。マネジメント・コンパスで作成したロードマップは、実施しながら内省を繰り返します。日々業務の中で内省を行い、内省の結果について副看護部長と対話しながらロードマップの方向性を修正しました。

管理実践の中で疑問を感じたり問題に直面したりした際に相談できるサポート体制が整っていることで、安心して実践することができています。

③ベッドコントロール師長として直面した課題【つまずき】

ベッドコントロール師長として業務を開始し、しばらくしてベッドコントロールに難渋するケースが増え始めました。他の診療科の患者を積極的に受け入れる病棟、グループ化運用病棟以外の診療科の患者をなかなか受け入れない病棟、グループ化運用病棟でも配分病床数以上は受け入れない病棟などさまざま

でした。依頼をすると、快く承諾してくれる場合もあれば、「なぜうちの病棟なのか」と言われる場合もありました。その原因は、**看護師長それぞれのベッドコントロールに対しての考え方の違い**にありました。

このままベッドコントロールを進めると、看護師長から不平・不満が出始め、安全・公平なベッドコントロールが行えなくなることが予想され、この状況を乗り越えるために自分自身がどう行動するかを考えました。

④課題解決に向けて【挑戦】

まず、各看護師長の考え方やベッドコントロール方法の違いを統一するために、「病床管理に関する申し合わせ事項」「病床管理手順」「病床調整手順」を作成し、周知のうえ運用しました。また、実際の場面では、ベッドコントロール後に依頼先の看護師長に患者の状態を聞き、依頼内容に問題がなかったか確認しました。それを繰り返す中で、新たな課題が見えてきました。

1つ目の課題は、他病棟に依頼できる患者像が曖昧だったことです。手順や基準に、他病棟に依頼できる患者の大まかな枠組みはありますが、「自分たちにとっては慣れていて大丈夫な疾患」「医師からどこの病棟でもよいと言われている」など、依頼する側が自分

たちの基準で依頼する患者を決めていました。そのため、受け入れ側の安全や負担に配慮できないケースが出てきました。このまま続けていくと、慣れない疾患であるため治療についても詳しくない患者を受け入れる不安から、受け入れを躊躇する病棟が出てきます。そうならないために、依頼する側と受け入れ側の認識の乖離を埋める必要がありました。各診療科と看護師長に「他の病棟に依頼できると考える患者のリスト」を作成してもらい、受け入れ側の意見とすり合わせ、**他病棟に依頼できる患者の検査や疾患等のガイドライン**を作成しました。

2つ目の課題は、朝のベッドコントロール会議[*4]における、グループ化運用病棟の配分病床数を超過した予定入院の調整方法です。当初は、受け入れ可能と判断した看護師長が手を挙げる方法でしたが、積極的に受け入れる病棟、受け入れない病棟の差があり、不満を訴える看護師長が出始めました。そこで、**受け入れの優先順位を可視化し公平に受け入れを依頼する**必要があると考えました。

他病院で、空床の多い病棟順にベッド調整する「空床ランキング」を活用していると聞き、当院でも準備に取りかかりました。当日の患者数と入院数、翌日の空床数などを加味して「受け入れの優先順位案」を作り、自分の考えを可視化するために、医療情報部にそれを数式にしてもらいました。受け入れ優先順位案と実際の状況を繰り返し検証し、2022年5月から患者受け入れ優先順位の運用を開始しました。

空床数だけでは判断できない配慮要素を組み込み、優先順位が現状と一致しない場合に何が違うのか考え修正しました。優先順位の作成は、楽しみながら行いました。考えと一致したときの達成感と、優先順位があることで今までの課題が改善され公平にベッドコントロールができる期待があります。

3つ目の課題は、効率的な運用に不可欠な空床把握です。当院では、医師の退院決定オーダーの「退院2日前入力80％」を目標にしていますが、50％前後と入力が進みません。実際は、各病棟の看護師長が経験から退院予測をしています。しかし、病棟改修のために数カ月ごとに病棟移転や診療科の編成が行われる中で、慣れない診療科の退院把握にも限界があります。そのため、効率的な病床運用を目的に「空床管理システム」の導入を目指しています。新規のシステムを導入するために、医療情報部の協力の下、いくつかのシステムからメリットとデメリットを絞り込み、事務の協力でシステム導入に必要な予算請求等を行いました。導入決定後は、運用検討ワーキンググループの立ち上げ等、さまざまな職種のサポートを受けながら導入に向けて進めています。

この経験により、**組織横断的に活動するにあたり、共通認識をもてるように仕組みを整備することと、他者からの意見を丁寧に聴取して対応すること**について学びました。

⑤**看護部長からのフィードバック【振り返り】**

看護部長との1on1ミーティングでは、自分の看護管理実践の中で大切にしていること、業務の目標や課題、今後の自分のキャリアなどを言語化することで、それらが明確になりました。自分の考えや表現であいまいな事柄も、看護部長との**対話を通じて整理すること**ができました。フィードバックや承認を受け、自分の考えていること、実施していることに自信をもてるようになっています。

＊4　ベッドコントロール会議：平日朝の15分間、看護師長が集合しベッドコントロールやリリーフについて話し合う会議

073

C 看護師長としての経験を通して感じること

①病棟師長、ベッドコントロール師長を経験して

【成長】

病棟師長のときは、グループ化運用病棟や限られた診療科の医師と病棟スタッフがマネジメントの主な対象でした。しかし、ベッドコントロール師長となり、入院病棟全体、各診療科の医師、関連する事務などかかわる対象も変わりました。

現在は、良好な関係を築き維持するために、**ヒューマンスキルの重要性**を感じています。看護管理実践は、楽しいことばかりではありませんでした。依頼をすれば断られることもあります。自分の思い通りにはならず、不満を表したり自分勝手な依頼をしたりする人もいます。以前なら、このようなかかわりの中で自分自身をコントロールできず、イライラすることも多々ありました。しかし、うまくいかなかったことを日々振り返ることや、さまざまな看護師長とかかわり看護管理の場面を見る機会が多くなり、**全体を俯瞰する力**、**アンガーマネジメント力**が向上したように思います。

ベッドコントロールには多くの人が関与するため、他者とのかかわりは切り離せません。また、基準や手順を作成するだけでもスムーズには進みません。病棟や診療科を超えた**調整力**や**交渉力**、基準や手順を推進し新しいシステムを導入する際の**説明力**など、今後さらに経験を積み、能力を研鑽する必要があると感じています。

②看護管理者として自信につなげるために

現在、私は、看護師長マネジメントラダーⅡに挑戦しています。

ベッドコントロール担当師長の実践を通じて、**組織管理能力**（表Ⅱ-7-3）では、課題解決や目標達成に向けて資源を活用し成果に結びつけられるようにしています。ベッドコントロール上の問題を明確にし、ベッドコントロールの基準・手順を作成し、他の看護師長に説明し運用することで、**分析思考力**や**概念化力**を伸ばしています。また、今後のベッド減少を見据えて効率的な病床運用ができるよう、受け入れ基準の作成、受け入れ優先順位の作成と運用、空床管理システムの導入を進めることで、**企画実行力**と**経営参画能力**を伸ばしています。質管理能力では、継続的に安全・公平にベッドコントロールが行えるように、ベッドコントロール後の評価や聞き取りを通じて、**質を査定する力**と顧客志向性を伸ばしています。また、受け入れ優先順位を導入し、効果的に受け入れを行う仕組みをつくることで**変革する力**を伸ばしています。

不足している知識を補い、日々の実践の中で学び続けることが看護管理者としての成長につながっていることを実感しています。

---

4 看護部長の視点：効果的な教育支援とは

管理業務の中に「学び」を取り入れることで、継続的に学びを深めることができます。

吉川ら[5]は、中間看護管理者の成長を促進する主要な経験は「組織化された人材育成体制」「辛苦の出来事との遭遇」「チャレンジ」「初期の管理者経験」「メンターからの支援」と報告しています。

看護管理実践におけるサポート体制と**管理実践をアウトプットする仕組み**をつくることで、継続的な学習につながります。**対話と承認**をキーワードに、これからも、看護管理者として知識の習得だけでなく、精神的に成長できる環境づくりを目指していきます。

引用文献
1）信州大学医学部附属病院：院内認定「看護マイスター」制度による"学び合い共に育つ"人材育成．ナーシングビジネス．2019；13（6）：25-31.
2）日本看護協会：病院看護管理者のマネジメントラダー 日本看護協会版．日本看護協会；2019.
3）松尾睦：職場が生きる 人が育つ「経験学習」入門．ダイヤモンド社；2011．p.70.
4）平林慶史：マネジメント・コンパスとリーダーシップ．2022年春版．第3版．ノトコード；2020.
5）吉川三枝子・平井さよ子・賀沢弥貴：優れた中間看護管理者
の「成長を促進した経験」の分析．日本看護管理学会誌．2008；12（1）：35.

参考文献
・河野秀一：モチベーションアップの目標管理．第2版．メヂカルフレンド社；2011．p.18.
・大串正樹：ナレッジマネジメント―創造的な看護管理のための12章．医学書院；2007.
・松尾睦：部下育成のためのリフレクション支援．看護管理．2019；29（5）：448-454.

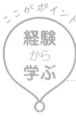

ここがポイント 経験から学ぶ

学び続ける組織と、師長としての成長

　この事例を読んで私が受け取った印象は、「学び続ける組織の中で、学び続けている堀内さん」でした。私は、**成人は経験から学ぶ**のだと思っています。これは、哲学や教育学の分野で広く知られているジョン・デューイ（1859-1952）によって示されている考え方です。

　デューイの言葉[1]をいくつか紹介しましょう。

- ・失敗は一種の教育である
- ・思考とは何であるかを知っている人間は、成功からも失敗からも非常に多くのことを学ぶ
- ・探求とは疑念に始まり、疑念を除去する条件を作ることに終わる。疑念を除去する条件が作られるというのは、信念が作られることである
- ・思考という要素を含まなければ、経験は意味を持ち得ない
- ・教育の目的は、各人が自己の教育を継続できるようにすることである

　堀内さんは職位が変わったことを契機とし、疲弊している看護師へのかかわりを模索し、同僚のサポートを受ける中で自身を振り返っています。「言語化」は簡単なことではありませんが、**同僚との対話を通して、自分の中で混沌としていた思考が整理され、言葉としての信念が生まれた**ことがわかります。デューイの言う「思考という要素を含まなければ、経験は意味を持ち得ない」のだと考えます。

　その後、内省を通して認定看護師の行った教育プログラムにスタッフの参加を促し、その場で承認のフィードバックを受けたことで、**看護師たちの変化**が起きています。看護師の変化を見守る堀内さんの視点があることがわかります。

　さらに、師長となって6年目の新たな挑戦でも、たくさんの課題に直面しますが、副看護部長の助言を受け、ベッドコントロール担当者としての役割の獲得に至っています。これらの経験の中で、**ヒューマンスキルの重要性、全体を俯瞰する力、アンガーマネジメント力の向上**を自覚したことが書かれています。デューイの言葉と突き合わせながら、学び続ける組織の中での堀内さんの実践を意義深く読み取ることができました。

(佐藤紀子)

引用文献
1）ジョン・デューイ著, 市村尚久訳：経験と教育．講談社学術文庫；2004.

8

管理的立場の業務と役割を理解し
自身のキャリアビジョンをもつ

滝澤文恵 ● 地方独立行政法人静岡県立病院機構静岡県立総合病院 看護部教育管理室教育看護師長
佐野和枝 ● 同院看護部長

本事例のキーワード ▶ ▶ ▶ 　長く働き続ける 　キャリアビジョン 　言葉の重さを知り、責任をもつ

師長とスタッフの橋渡し 　先を見据えて仕事をする

看護の楽しさ、やりがい 　動機づけ

静岡県立総合病院 [2022年9月現在]

病床数：712床（うち50床は結核病棟）
診療科：32科
看護職員数：905人（うち准看護師1人）
看護管理者数：84人（看護部長1人、看護部長代理
　兼務副看護部長1人、副看護部長3人、看護管
　理師長2人、看護師長33人、副看護師長44人）
看護配置：一般病棟7対1、結核病棟10対1
平均在院日数：12.6日

1　はじめに

A 施設概要

　2009年、静岡県立総合病院、静岡県立こころの医療センター、静岡県立こども病院の3病院で構成する地方独立行政法人静岡県立病院機構（以下、静岡県立病院機構）が設立され、その運営が県から移行されました。

　静岡県立病院機構は、静岡県における保健医療施策として求められる高度または特殊な医療、地域医療の支援等を行うことにより、県内医療水準の向上を図り、県民の健康の確保および増進に寄与することを目的としてい

ます。

　私が所属する静岡県立総合病院（以下、当院）は、静岡県民の皆様に、安心できる質の高い医療を提供し、信頼していただける県内の中核病院として、3つの医療の柱〈がん医療・循環器医療・救急医療〉を中心に、質の高い医療・看護を提供しています。

B 教育システム

　当院では、看護部理念である「その人らしさを尊重した温かく質の高い看護の提供」ができる人材育成に取り組んでいます。

　また、教育理念として「主体的・継続的に質の高い看護実践を提供し、自己成長できる看護師を育成する」を掲げ、新人看護師からベテランまで、研修の企画や演習の計画を行っています。

　管理者教育は各病院でも実施していますが、静岡県立病院機構の看護部では、「3病院看護部長会議・本部会議」を前年度より予定し、その下部組織として「3病院教育部会」を毎月行い、看護師教育等の検討から実施ま

でを担っています。副看護師長対象では、次世代の管理者育成研修として企画実施を行い、看護師長対象では、看護部長会議で企画を検討し、本部看護教育指導監が実施しています。

さらに、3病院共通以外の管理者研修として、新規役付看護師長・副看護師長研修を企画し、1年間かけてサポートしていきます（表Ⅱ-8-1）。項目ごとに担当者が講義等を行い、実践でのサポートは副看護部長が担います。副看護部長にはそれぞれ担当部署が決められており、すべての看護管理者のサポートを行います。

2 キャリアの変遷と私の思い（図Ⅱ-8-1）

A 保育士を諦めて看護師に

私（滝澤）はピアノが弾けませんでした。そのことが、看護師という職業を選ぶことになった理由です。両親の姉妹に保育士（当時は保母）が多く、自分も身体を使う職業が向いていると感じていたので、将来は保育士になるだろうと思っていました。しかし、そのためにはピアノが弾けなくてはいけませんでした。習いにも行きましたが、両手の指を別々に動かすことができず断念し、保育士という仕事が将来の職業の選択から消えました。

自分にはどんな仕事が向いているのかと悩んでいたとき、看護師をしていたある叔母から「看護師はどう？　国家資格もあるし、身体を動かすのが好きなら考えてみたら」と言われました。当時、高校2年生でしたが、看護師のイメージは、白衣を着て、病院で病気やけがをしている人をお世話する仕事、それくらいの認識しかありませんでした。

そこから授業科目の見直しを行い理数系に力を入れ、県内の看護学校を調べました。何校か受験し、自宅から通える看護専門学校に入学して看護師を目指すことになりました。看護師の道を選択し、晴れて看護学校に入学

表Ⅱ-8-1 新規役付看護師長・副看護師長研修内容（年間）

項目	内容	担当者
看護管理	勤務表について	総務担当
労務管理 時間外	労務管理、労働基準法 勤務表作成基準、時間外勤務について 管理師長（日勤・夜勤)の役割と活動	総務担当
危機管理 目標管理	リスクマネジャーの役割 目標管理について	医療安全看護師長 総務担当
人事評価研修	評価者および評価補助者研修	機構本部
看護部の運営 人材育成 物品管理	看護部の運営方針、看護管理者としての看護師長の役割と機能 人材育成・看護の質の評価（教育） 業務管理・生活環境管理・物品管理（業務)	看護部長 教育担当 業務担当
経営 看護配置 感染管理	診療報酬上の看護師配置 感染管理における役割	医事課長 医事課 感染管理認定看護師長
体験事例検討	6カ月の体験をもとに対応が困難だった事例について検討 ①新任業務を体験しての問題点を整理 ②問題の真因を明らかにする ③解決方法がわかる	教育担当
1年の評価	看護師長業務の遂行に必要な知識、問題解決方法などの確認 自己目標評価 次年度の目標設定につなげることができる	教育担当

したものの、薬学や解剖生理学、内科・外科看護学など、見たことも聞いたこともないような科目に戸惑いを感じました。さらに、入学早々、学科長からは「向かないと思った方はなるべく早くお辞めください」と言われ、もしかして大変な職業を選んでしまったのかもしれない、と感じたことを今でも覚えています。

机上で難しい勉強をしているよりも、実習に出て、担当患者さんの疾患や看護を調べ、自分が実践することでリハビリが進んだり、清拭を行うことで「気持ちよかった」と喜ばれたりする**変化や反応**に楽しさを感じていました。なかでも、産婦人科の実習で担当させてもらったお腹の大きな女性が、大変な出産を経て母親に変化していく姿を目の当たりにしたこと、何より、分娩に立ち合った担当助産師が、**産婦に寄り添い、考え、判断し、一人の人間をこの世に送り出す手助けをする**様子を見て、感動とやりがいを感じました。

この実習を経験したことで、看護師に加え助産師という職業に興味をもち、資格を取得しました。

B スタッフ〜主任時代

・1989年4月、看護師として入職
・1999年4月〜2004年3月、副主任看護師
・2004年4月〜2008年3月、主任看護師

入職後、産婦人科病棟に配属となり、看護学生の頃とは違って何人もの患者さんを担当するようになりました。手術後の観察やその後のケア、分娩介助の独り立ちができるようにと、毎日必死で仕事をしました。そんな日々の中で、できることや任されることが一つずつ増えていくことは喜びでした。

その後、産科病棟から外科系の部署に異動となり、新たな知識と技術が増え、教えても

らう側から教える側となっていきました。30代になり、看護の仕事に就いて10年が経過した頃、「この先、自分は**どのような働き方**をするべきか？ 10年、20年先、年齢を重ねたとき、今のように働けるか」と考えるようになりました。

当時の日本では、看護の専門職としての働き方は「看護師」「助産師」「保健師」の3つでしたが、海外では特定分野のエキスパートやスペシャリストが取り上げられ始めていました。自分は看護師に加え、もう一つ助産師の資格をもっているからよかった、という妙な安心感と優越感をもちつつ、医療の現場で**長く働き続ける**ためには、看護師として何か専門的な技術や知識があったほうがいいのではないか、とも思っていました。この頃から、自分の**看護師としてのキャリア**について考え始めていたのかもしれません。

C 副看護師長時代

・2008年4月〜2016年3月、副看護師長
①まさか自分が任命されるとは

経験を積みながら、自分の肩書は変化していきましたが、このことも、単に**経験年数の目安**であると思っていました。

40代になり、周囲では誰が次に看護師長や副看護師長になるのかと話題に上ることがありましたが、私は関心がありませんでした。看護師長や副看護師長という立場は、目上の人が就くもので、自分には関係ないと思っていましたし、自分がその立場になることは想像もしていませんでした。

年度末のある日、当時の看護師長から「今から看護部長のところに行くように」と言われました。看護部長からは「おめでとう、副看護師長への昇格です。これからも頑張ってください」と伝えられました。

事前の打診もなく、（もしかしたらあったのかもしれませんが、気づいていなかった私には）まさに青天の霹靂で、自分の中になかった**管理職という役割**が急に重くのしかかってきた感じでした。「頑張ろう」「よかった」という前向きな感情はなく、「困ったな……」「どうしよう……」そんな思いが、頭の中をぐるぐる回っているような状況でした。

急な昇格への困惑状態で病棟に戻ると、看護師長から「副看護師長よろしく。あなたの仕事ぶりや性格などを見て、任せられる、できると認めてもらった結果です。だから頑張りなさい」と笑顔で言われました。「よくわからないけど、認めてもらって任命されたのだから、やるしかないのかな」そんな感覚で副看護師長時代が始まりました。

②尋ねる側から尋ねられる側へ

年度が替わり4月1日、副看護師長としての仕事がスタートしました。役職が変わった途端、周囲のスタッフからさまざまな委員会の内容や開催日の確認、提出物の添削と確認、患者の苦情対応など、聞かれたり相談されたりすることが多くなりました。**スタッフから見えている副看護師長**は、看護師長の次に何でもわかる人、聞けば教えてくれる人、という認識でした。

今までスタッフ側であった自分が、人からものを尋ねられる副看護師長となり、自分が理解していたと思っていたことはほんの一部であって、これから自分は大丈夫だろうかという不安を感じたことを覚えています。

そんな思いを抱えながらも、看護師長からは部署運営にかかわることの指導を受け、業務を任され、今まで感じたことのない責任を感じ、「わからない」「大丈夫なのか」と不安ばかりでした。

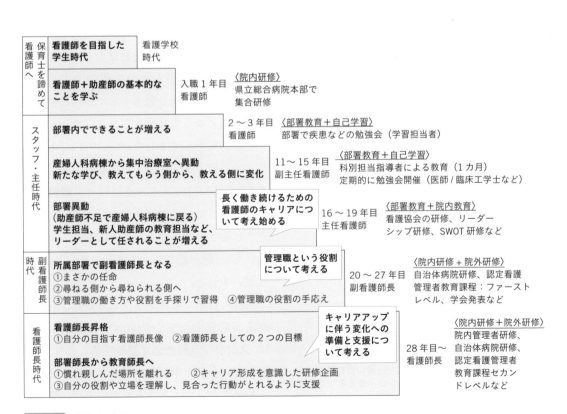

図II-8-1 成長プロセス

③管理職の働き方や役割を手探りで習得

それまでの20年近い看護師経験の中で、リーダーシップやファシリテーター研修などをいくつか受けていましたが、それらの研修が未来の自分につながるという意識もありませんでしたし、役割理解の研修としてリンクさせて考える、という視点もなかったことに気づきました。副看護師長という**役割や業務を見据えた準備**をしてこなかった自分は、先輩の副看護師長にわからないことや曖昧なことを聞いたり、当院独自の指標である「成果責任」（**表Ⅱ-8-2**）を読んだりして、手探りで副看護師長としての働きや役割を習得していきました。

同時期に昇格した副看護師長の中には、管理職を意識した**キャリアビジョン**をもって過ごしてきた人がおり、管理職としてゼロスタートであった自分との意識の違いを感じました。

スタッフとして経験を積んでいく過程で

表Ⅱ-8-2 当院看護管理者の「成果責任」

看護師長の成果責任10項目
1　質の高い看護を継続的に提供する
2　看護サービスの効率化を追求する
3　専門職としての看護師を育成
4　危機管理を行う
5　職場風土を活性化する
6　中間管理職として病院の経営・看護部門の運営に参画する
7　安全・安楽で快適な環境を提言する
8　倫理実践水準を継続的に高める
9　看護研究を推進する
10　地域医療・看護関連活動に参画する

副看護師長の成果責任4項目
1　部署目標を達成するために師長を補佐し組織の機能を高める
2　実践を通してスタッフを教育支援する
3　実習指導責任者として、実習が円滑に行われるように環境を整え、主体的なかかわりをする
4　日常の看護業務が効率よくできるよう部署全体を調整する

は、その先にある管理職の役割や業務について、「自分はその準備段階にいる」と自覚する必要があったと思いました。

④管理職の役割に手応えを感じる

私は部署異動のない昇格でした。何年か過ぎた頃、実践を通したスタッフの教育指導や、看護業務を効率よく遂行するための調整役などの役割が、**他の部署でも通用する力**として身についたのだろうかと思うようになりました。そのような思いから部署異動を希望したところ、副看護師長5年目に内科病棟への異動が叶いました。

異動した部署に初めて入ったとき、これまで培った能力を新しい看護師長の下で発揮できるか、医師とうまくやれるか、スタッフに受け入れてもらえるかという不安と、新たなチャレンジをするという期待の気持ちが一杯でした。とにかく業務を覚えることに精一杯で、自分が思っていた管理業務をすぐに始めることはできませんでした。

最初は副看護師長の業務は少なめで、清拭をしたり患者に合わせた処置の工夫をしたり、スタッフと同じ動きをしていたため、患者や家族とゆっくり話をしたり、かかわったりする時間をもてました。久しぶりに「看護って、やっぱり楽しいな」と感じることができました。同時に、「みんなは日々、**看護の楽しさを感じているのだろうか**」と思いました。そこに働きかけるのも自分の役割の一つかもしれない、絶対感じてもらえるようにしたい、と思いました。

内科の仕事にもスタッフにも慣れ、自分が副看護師長としてかかわる中で意識したのは、**スタッフ全員と必ず話をする**ことでした。何気ない会話の中から、困っていることや変えたほうがいいことなどを拾い上げ、皆で話し合い業務改善につなげていきました。

教育に関しては、新しいトピックスや話題を発信し、興味をもってもらうこと、資料の印刷だけであったものをパワーポイントにまとめて勉強会を開催するなどしました。また、日々の業務の中で、よかったことはすぐほめ、悪かったことは次にどうしていくかまで確認することに気をつけてスタッフ一人ひとりと向き合うことを意識しました。

ある日スタッフから、「自分の部署は働きやすいし勉強もできるから、同期に次はここを希望したらいいよって勧めてみました」という言葉を聞いたとき、今やっていることは間違っていなかったと思いました。副看護師長として経験を積んできたことで自信と余裕ができ、自分自身が部署のスタッフに関心をもち、副看護師長の役割が果たせるようになっていると感じました。

D 副看護師長から看護師長へ

・2016年4月〜2021年3月、看護師長

①自分の目指す看護師長像をじっくり考えたい

内科病棟勤務2年目の看護部長面接で、それまで経験部署が少なかった私は、次の異動について相談していました。次のステップとして、外科系の部署で自分の力を試したい、そして経験を積みながら**自分自身の目指す看護師長像**について考えていこうと思っていました。

2015年度末、看護部長より電話が入り「4月から部署師長をお願いします」と言われました。すぐ思ったことは、自分のビジョンと周囲のビジョンは違うのだということでした。そしてもう一つ、内科病棟でリーダー看護師たちと次年度計画を立て士気を上げたばかりであったため、皆を裏切ってしまったような後ろめたい気持ちがありました。自分が副看護師長として笑顔でスタッフと働くことができ、仕事が充実していたからではないかと思います。

しかし、ゆっくりと思い出に浸って反省をしている時間はなく、2週間後に始まってしまう看護師長としての業務について、とにかく動き出さなければいけない状況でした。

②看護師長としての2つの目標

昇格にあたり、これまでともに働いた看護師長から学んだことをもとに、2つの目標を立てました。

1つは「自分で考えた部署の目標に対してぶれない看護師長であること」です。

看護師長として、1つの病棟の舵を取って目的に向かって進んでいかなければいけません。柱である看護師長が迷ったり揺らいだりすることはスタッフの不安につながり、誰もついてこないと考えたからです。スタッフをまとめる看護師長として、**腹をくくる**ことが大切と思いました。

2つ目として「看護師長は部署の顔である」ということです。部署のトップである看護師長の、**看護に対する姿勢や考え方、そして人柄で、部署は大きく変わる**と感じたことがあったからです。

2つの目標を定めて、看護師長としての勤務がスタートしました。副看護師長時代に管理業務代行の経験がありましたし、新たに看護師長・副看護師長になった管理者への研修体制ができていたため、大きな不安はありませんでした。研修では看護部長や副看護部長から、ヒト、モノ、カネなど、病院運営や経営に関すること、政策に沿った組織運営に関すること、勤務表作成など労務管理に関することなどを学ぶ時間が設けられていました。

そのため、どんな知識が必要で、どこに視点をおいて管理的行動へつなげていくのかを考えることができました。この研修を受けた

ことにより、副看護師長時代のように手探りで進めてきた感覚ではなく、看護師長として教育を受け、考えながら、看護師長業務に取りかかるという感覚がありました。

看護師長となって、それまでよりも**判断する能力**が重要となることと、その**責任の重さ**を感じました。先輩の看護師長から「師長は孤独だよ」と言われ、この先どんなにつらく寂しい道が続くのかと心配しましたが、とりあえずやってみようという楽観的な性格もあるのか、強い孤独感にさいなまれることもなく、今まできています。

3 キャリアアップに伴い自分に起きた変化

A 副師長時代に影響を受けた上司の言葉と、自分の変化

副看護師長となり半年ほど経過した頃、働き方や意識がまだスタッフに近く、不安定な私は、看護師長から3つの助言を受けました。それは、指導者として、管理職として、常に頭においておくべきことでした。

1つは「**自分の発する言葉の重さを知り、責任をもつこと**」です。この言葉で、普段何気なく発していた言葉を振り返ると、「師長から言われたから」「決まったことだから」「よくわからないけどやるように言われたから」などの無責任な発言が多かったことに気づきました。副看護師長である自分の言葉は、スタッフに大きな影響力があります。振り返った後は、言葉の意味や使い方、説明を求められたときに自分が理解したことをわかりやすく伝えるために、いったん頭で考えてから言葉にするようになりました。

2つ目は「**看護師長とスタッフ双方の橋渡しの役割を担うこと**」です。副看護師長とし

て、スタッフの意見を師長に伝えてはいましたが、師長の考えや思いなどはうまく伝えられず、一方通行の伝達が多いことに気づきました。お互いにきちんと理解し合い、意思の疎通をしていかなくては、やらされ感や不満が大きくなります。師長の言う「橋渡し」として、お互いの立場がわかる副看護師長がうまく交通整理をするのが役目だと思いました。それからは、今まで以上に看護師長、スタッフとよくコミュニケーションを図り、お互いが通じ合っていないところを見つけて動けるように気を配るようになりました。

3つ目は「**副看護師長の先を見据えながら仕事をすること**」です。これを聞いてから、与えられたことをするだけでなく、少し先を考えながら仕事を覚え、行動するように心がけました。そして、看護師長の考えや動きを見たり聞いたりすることで、理想の看護師長像について考えるようになりました。

3つの助言を受けた後から、自分が副看護師長として与えられた役割や動き方について、冷静に考え、行動できるようになりました。そして、副看護師長として意識した行動や発言ができるようになっていきました。

副看護師長2年目以降は、新たに昇格した同期や後輩から「どうしたらいいのか」「なんで自分が選ばれたのか」という話を聞く立場になりました。日付と年度と役職が変わることで、皆の対応が変わる、知らなければいけないことが増える、と戸惑いながら感じたことを素直に伝えました。そして、私が看護師長から教えてもらった「3つの助言」を必ず話すようにしました。新たに副看護師長になった仲間が、今の自分について考えるいい機会だと思っています。

B 看護師長となってからの自分の変化

看護師長となってからは、部署のスタッフ管理に加え、日々のベッドコントロールと稼働率維持を目指し、経営を意識するようになりました。管理を行うにあたり、**自分の能力不足を感じる**ことがありました。

そんなとき、部署担当の副看護部長よりマネジメントラダーを自己評価する課題が出ました。6つの能力の中で、自分の弱い部分は「質管理能力」「危機管理能力」「政策立案能力」であることがわかり、自己評価の後、看護師長間のシャドー研修で学ぶ機会を得ました。

同じ管理者である看護師長のシャドーを経験することで、他部署の看護師長が部署の目標達成に向けてどのように活動しているのか、スタッフへの教育やかかわりはどのようにしているのかを学ぶことができました。私は手術室の看護師長に付いて、60人近いスタッフの休暇取得状況や研修参加状況、手術室の物品関係、インシデント統計など、さまざまな状況をパソコンに入力し管理していることを学びました。

私はデータ収集に苦手意識をもっていましたが、活用できると感じ、自分も挑戦しました。分娩に関するデータ（年齢別、初産・経産別分娩件数の推移、時間帯分娩数など）、当該科以外の入院件数、小児科入院など、数値化できそうなものはなるべく収集し、病棟会議で見える化して提示したことで、部署の状況をわかりやすく伝えられるようになりました。科別勉強会資料、小児科ベッド数確保時の資料などにも活用でき、データの活用を身につけることができました。

このシャドー研修では、他部署の運営に関する師長の考えや活動を学ぶだけでなく、看護師長同士の横のつながりや強化を感じることにもなりました。さらに、自組織内で勤務しているだけでは学びきれないことを実感し、認定看護管理者教育課程セカンドレベルを受講するきっかけになりました。

C 部署の看護師長から教育看護師長へ

・2021年4月〜教育看護師長

①慣れ親しんだ場所を離れて

部署師長を5年経験し、2021年4月から教育看護師長となりました。異動と同時に、新人看護職員研修などで目まぐるしい1カ月を過ごし、まず感じたことは、**部署から遠く離れてしまった**という感覚でした。

今までは、病棟という島の周りを小舟に乗り常に回っていて、何か起きたときは上陸し、解決したらまた舟に乗る、という感覚でした。教育管理室に配属されたときは、今までいた島ではなく、見たことはあるけれど足を踏み入れていない場所に来てしまったという感じでした。

②キャリア形成を意識した研修企画

現在、研修を通して新人からリーダー層まで、さまざまな年代の看護師とかかわっています。当院の教育理念である「主体的・継続的に質の高い看護実践を提供し、自己成長できる看護師を育成する」ために、少しでも理念に沿った看護師が育成できるよう研修を企画しています。ここ数年続いている新型コロナウイルス感染症の影響で、現場からは「疲れた」「大変」など疲弊の声が聞かれます。今後も、どんなことが起こるかわからない看護の現場で、少しでも**「楽しさ」や「やりがい」を感じてもらう**には、どんな研修内容がいいのか、頭を悩ませています。

状況や環境の変化を察知し、看護の現場に活かすための工夫を、教育師長として考えなくてはいけません。そして、自身のキャリア

形成の中では準備してこなかった、「役職について自分のおかれている立場に求められていることを知り、自覚をもって働くことの意識づけ」も大切だと感じています。

その**動機づけ**として、企画研修開始の前には受講生に向けて、クリニカルラダーの説明に合わせ自己のキャリアについても考えるよう話をしています。看護師の経験を積んでいく中で、看護師、主任看護師、困難主任看護師（次期副看護師長候補）、副看護師長、看護師長の職位を自分で意識してもらいたいからです。

昇格は、降って湧いてくるものではありません。加えて、看護の管理職位の立場である自分たちも、今の教育は進化していることを自覚し、今までの方法がベストであるという認識は変えていくべきだと考えています。

③自分の役割や立場を理解し、それに見合った行動をとれるように支援する

当院では現在、静岡県立病院機構の3病院合同の研修として、師長、副看護師長に加え、新たにできた困難主任看護師の研修を行っています。研修では、それぞれの役割で必要とされる内容を学びます。また、3病院で行うことで、他施設の状況や考え方を学ぶことにつながっています。

看護師は、常に自己研鑽やスキルアップに向けて学び続けなければいけません。教育師長として、一人ひとりが役割や立場を少しでも理解し、それに見合った行動やかかわりができるように、指導・助言に加え、支える役目もあると感じています。

看護の管理職位は遠い存在ではなく、すべての看護師にその心構えをもってほしいと思っています。また、管理者となってからも経験を積みながら、その先を見通せるようにつなげていきたいと考えています。そのため

には自分も学び、変化していかなくてはいけません。まだまだ発展途上ですが、学ぶことの楽しさやそこから人がつながっていく大切さを実感してもらえるように、日々活動に励んでいます。

---

4 看護部長の視点

私（佐野）は静岡県立総合病院に、副看護部長兼務看護師長として2015年に赴任しました。2年後、滝澤師長とは、担当副看護部長として1年間のみかかわりがありました。当時の担当部署、彼女を含む看護師長は、自分の部署のことは把握しているのに、他部署には興味がないように見えました。「次年度は自分がその部署の看護師長になるかもしれないのに、自分の部署だけよければいいのか？」「それで組織として成り立つのか？」そんな疑問を感じました。

しかし、振り返ると「自部署の管理だけで精一杯だった」というのが、各看護師長の状況だったと思います。担当副看護部長として、看護師長同士がともに成長できる環境をつくることを優先事項とし、担当部署の看護師長間の交流を企画しました。目的は、他部署の管理について学び、自部署の管理に活かすことと、看護師長間の連携でした。この経験により、実際に見て学び、他の部署管理も知りたいなどの声も聞かれました。諸事情によりこの企画は継続できず、評価までには至っていませんが、滝澤師長はこの経験から、知識習得と経験の場を自身で広げ、学びにつなげているようです。

どの職種も、人は一人では成長できないと思います。いろいろな経験から対応等の方法を学ぶのだと思います。経験を活かすのは個人レベルの行動変容になるでしょうが、行動

変容できるよう支援することは、経験のある上位管理者が担わなければならないと感じています。

管理業務と役割を理解し、実践する中で、自身のキャリアビジョンをスタッフに示しつつ、スタッフのキャリアビジョンを支援でき、スタッフから目標とされる存在、そんな看護管理者であってほしいと思います。

引用・参考文献
1）保田江美：副看護師長（主任）を育む・1～3. 看護管理. 2021；31（3）：188-196.
2）日本看護協会：病院看護管理者のマネジメントラダー 日本看護協会版. 2019.

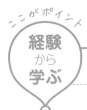
ここがポイント
経験から学ぶ

仕事を通して自身の能力を広げ、深め続けていくこと

本事例は、大規模病院においてスタッフから主任へ、副看護師長から看護師長、教育看護師長へと順調にキャリア形成している経緯をわかりやすく紹介しています。**キャリア形成とは、仕事を通して自身の能力を広げ、深め続けていくこと**です。執筆者の滝澤さんは、目指していた保育士を諦めて看護職を選択し、その後は与えられた職位の下に着実に能力を高めています。

この事例を通して思い浮かべた「ことば」があります。それは、私が尊敬していたある医学部の学長が述べられていたもので、先生ご自身も、座右の銘の一つとされていたといいます。「**人生の扉は他人が開く**」[1]。私は学長から直接聞きましたが、一生懸命努力を続けていると、いい人に巡り合い、運も味方してキャリアの扉を開いてくれるという意味との由です。

滝澤さんが所属している機関は設置主体別では公的医療機関です。役職への昇進や異動の任命は施設の上層部で決定し、そのうえで当該者へのキャリアアップ支援を行っていることがうかがえます。まさに、施設側が「**キャリアの扉**」を開いてくれているといってもよいでしょう。

滝澤さんは与えられた職務を遂行しつつ、看護管理者としての新たな役割の獲得、他の部署異動への挑戦など、現状に甘んじることなく**自身でキャリアを切り開いて**います。さらには看護師長としての**ゆるぎない「目標」「ビジョン」を設定**しています。これは、看護管理者の重要な任務の一つである「ブレない指針をもつ（心に秘めた成し遂げる熱意）」[2]ことに当たると思います。また、それぞれの立場におけるさまざまな経験や研修を通して、自身に変化が生じてきたとも述べています。

現在は教育看護師長という立場で、新人看護師からリーダー看護師までの育成に当たっており、スタッフへの動機づけ、自己研鑽への働きかけ等を行っています。看護の専門職者として、いかに**生涯の学習と経験が必要である**かを教えてくれる事例であります。また、看護管理者（看護師長）の役割を担うことの醍醐味と奥深さも伝わってきました。

（佐藤エキ子）

引用文献
1）菊地臣一著, 学長からの手紙編集委員会編：学長からの手紙. 2019. p.127-129.（非売品）
2）井部俊子監修, 手島恵編集：看護管理学習テキスト. 第3版. 第3巻人材管理論. 日本看護協会出版会；2022. p.78.

9

退院支援看護師として
看護実践と看護管理を両立させる

巧 麻理 ● 公立森町病院看護師長兼在宅医療支援室室長
津島準子 ● 同院副院長兼看護部長

本事例のキーワード ▶▶▶ 退院支援看護師 成果を出すことと人の育成 回復期病棟 地域医療連携強化 利益と不利益の整理 マネジメントの効率化 プレイングマネジャー 看護実践と管理の両立

公立森町病院 [2022 年 9 月現在]

病床数：131 床
診療科数：9 科（常勤科 5 科、非常勤科 4 科）
看護職員数：95 人（正規看護師 80 人、非正規看護師 15 人）
看護管理者数：10 人（看護部長 1 人、副看護部長 1 人、看護師長 8 人）
看護配置：急性期一般入院料 2（10 対 1）、地域包括ケア病棟入院料 1（13 対 1）、回復期リハ病棟入院料 1（13 対 1）
平均在院日数：急性期病棟 15 日

1 はじめに

A 施設概要

　公立森町病院（以下、当院）は、総人口 1 万 7 千人強の町が単独で運営している一般病院です。当院の在宅療養支援機能としての歴史は長く、1991 年に訪問看護を開始し、翌年からは訪問診療も行ってきました。その後、2009 年には回復期リハビリテーション病棟を開設し、機能回復や在宅復帰支援を強化させ、2010 年には在宅療養支援病院となっています。さらに 2014 年には地域包括ケア病床を導入し、病床数を漸増させながら 2016 年には地域包括ケア病棟を開設し、近隣地域を含めた在宅療養の受け皿としての機能を拡大させてきました。

B 退院支援にかかわる体制整備

　医療制度改革において機能分化と在宅日数の短縮化が加速されるなか、利用者が医療機関を退院した後も、住み慣れた地域で望む療養生活を送るため、入院時から退院後の生活を見据えた退院支援が求められています。

　しかし、2008 年当時は看護師たちの退院支援に関する知識・技術不足に加え、関心も不足しており、介護保険等の社会資源に関する知識ですら乏しい状況でした。看護部ではこれを大きな課題ととらえ、2009 年より「退院支援委員会」を立ち上げました。

　私（巧）は初年度より委員として教育に参加し、翌年より委員長として教育の責任者を務め、同時に**退院支援看護師**としても機能しながら、10 年間その教育に携わりました（**表 Ⅱ-9-1**）。

表Ⅱ-9-1 退院支援教育と運用整備の流れ

		2008年	2009年	2010年	2011年	2012年	2013年	2014年	2015年	2016年
実施内容	基礎教育		退院支援委員会の立ち上げ／基礎研究の開始				中途採用者教育の開始	医療機能分化の教育開始		
	支援向上教育			充実コース研修の開始		患者参画教育の開始	3ステップ教育の開始	意思決定支援教育の強化	退院前自宅訪問の開始	退院支援リーダーナース研修の実施
	視点拡大				ケアマネジャーが教育に参加		訪問看護師が教育に参加		訪問看護同行研修の企画開始	訪問看護基礎研修の実施
	運用整備	老年看護クリニカルラダー作成	訪問看護体験	総合評価表・退院支援スクリーニング表作成			退院支援実践能力の測定表作成	老年看護クリニカルラダー、総合評価表、退院支援スクリーニングシートの見直し	退院前訪問運用作成／看護サマリー整備／支援フローの作成	退院支援加算1体制整備
	教育の発展	クリニカルラダー教育導入					新クリニカルラダーの導入	在宅支援委員会の立ち上げ／認知症教育PJによる基礎教育		在宅療養支援力強化研修の開始

その後、増加する認知症患者のケア体制の整備と育成支援を経て、2021年からは看護部管理の実績を活かして、在宅医療支援室で、主に訪問診療を担当調整する在宅医療コーディネーターを管理・育成しながら、地域の医療と介護の連携事業に携わっています。

本稿では、当院の機能と役割の中で、私の看護管理過程を段階に分けて振り返り、「**退院支援教育**」を軸に、「**管理と看護実践**」をキーワードとして、看護管理者としての成長につながったと思われる経験について整理してみたいと思います。

---

2 管理者としての動機づけ

私は2009年に看護師長となりましたが、その前年、外来主任であった際に、何の前ぶ

れもなく当時の部長より「師長となり病棟へ異動すること」を命じられました。「これは現任の師長たちの推薦であり、決定事項である」と言われ、私に拒否する権利はありませんでした。

当院のマネジメントラダーによると「看護師長の対象者は職場長・室長それに準ずる職位にあり、職場内の運営を任されている立場にあるもの」とあり、「社会・医療の動向をとらえ、管理全般を監督し、病院経営に貢献できるレベル」とあります。

私は部長の勢いに圧倒されつつも、「なぜ次の師長となるのは自分なのか」と説明を求めると、「管理者になろうと努力する人であるからだ」と実に端的な回答が返ってきました。それだけの内容でしたが、部長は日頃から、主任であった私に対して2つのかかわり

をしてくれていました。

①日頃の実践を承認し、直接フィードバックすること

②師長の立場と管理のあり方を説明し、主任としての具体的な支援の方法を指導すること

マズローの欲求第5段階説にある「承認欲求」とは、社会の中で自分の個性を見出し、所属する集団の中で評価を得ること、尊重されたいといった要求、とされます。それを獲得することがモチベーションになり、自分を成長させるための原動力になります。

このとき私は、師長になることへの重圧を強く感じていましたが、一方で部長からの承認を受けて、何よりも自身の強みと感じていた「継続して努める姿勢」と部長の評価が合致していたことに喜びと安心感を得て、「管理者とは学びながら前進すればよいのだ」と考えることができ、師長となることを決心しました。

3 マネジメントの転換過程

A 第1フェーズ：管理初期／創成期

看護師長に求められる責務は大きく分けて2つあると考えます。どの病院や部署でも共通して、「成果を出すこと」と「人の育成」です。大前提に、安全な看護の提供があり、看護の質の向上が求められます。

病棟では、入退院管理、平均在院日数や重症度、医療・看護必要度、在宅復帰率などの要件を満たすことも重要なミッションとなります。

さらに、人的資源においては新人の育成と定着、中堅やベテランスタッフのモチベーションの維持と活性化も重要な管理になります。医療機関にとってスタッフは重要な資源

であり、組織を維持・発展させるために、育成は優先課題となります。

私にとって、看護管理をスタートさせた一般病棟の師長時代は、そのような看護管理の基本を理解して入退院管理病床コントロールの基本を習得した時期でした。当然、それは病院における病棟看護を重視した「医療の範疇のマネジメント」でした。

B 第2フェーズ：管理初期／発展期

ようやく一般病棟の管理に慣れ始めた矢先、師長としてまだ1年も経たないうちでしたが、回復期リハビリテーション病棟（以下、回復期病棟）の立ち上げに携わり、開設時より病棟の管理を担うよう指示がありました。当時、急性期から回復期、維持期、在宅へと続く医療体制の中、その要ともいえる位置にある回復期病棟の重要性は高まっていました。

回復期病棟では、患者と家族の意向を踏まえて、最大限の機能回復に努め、社会保障制度や資源を活用してヒト、モノをつなぎ、あるべき場所への復帰を支援します。リハビリ職や介護福祉士、栄養士、薬剤師などの院内の多職種はもちろんのこと、地域包括支援センター職員や介護保険制度にかかわる院外のケアマネジャー、訪問看護師等との多職種連携と協働が必須となります。

私の管理の視野は拡大し、診療報酬の要件を満たす病床稼働を心がけながらも、患者の回復を促してあるべき生活の場所への復帰を目指す「退院支援の向上を中心にした組織化」と、「地域連携のマネジメント」へと変化していきました。

C 第3フェーズ：管理中期／成熟期

3年間の病棟の管理を終え、2012年、地域医療連携室へ異動となりました。現在では全

国各地で構築が進んでいる地域包括ケアシステムですが、当時は地域包括ケアシステムの促進が盛んに叫ばれ、医療は「病院完結型」から、病院も含めた地域全体で治して支える「地域完結型」への転換期にあり、当院でも**地域医療連携強化**が重点課題とされていました。

地域医療連携室の役割は「地域の医療機関・関係諸機関と連携し、地域住民が安心して生活できるよう、地域に根差した医療サービスと地域の窓口として総合的な医療提供を促進させる」とあります。その主たる内容に**入退院支援**があり、医療ソーシャルワーカーである社会福祉士と退院支援看護師とで業務を担当しています。

当時の退院支援看護師は私だけで、現場実践とモデル、スタッフ育成が求められました。当然、看護部の退院支援委員会で教育を継続していましたから、退院支援と調整のスキルは習得していましたが、老々介護や認知症独居事例、多重課題の世帯支援など、困難と思われる事例が多くありました。

これらは、求められるニーズと看護の実情

が十分に見える位置でのモデル実践者としてOJTにつなげられる一方で、退院調整を遂行することが優先になり、マネジメント業務が停滞してしまうといった課題を生じさせました。この**利益と不利益の整理**と**マネジメントの効率化**を常に考え、進めていく必要がありました。

4 管理と看護実践のリンク

A プレイングマネジメント

プレイングマネジャーは、現場の業務を担当するプレイヤーと、部下をまとめるマネジャーの両方の役割を担いますが、当院のような中小規模の病院では常にマンパワーの課題があり、管理者がプレイヤーであることは珍しくありません。

プレイングマネジャーは個人とチームの目標の両方を達成するために活動しますが、一人のプレイヤーとして成果を出しながらチーム全体をよりよい状態に導く役割を果たさなければなりません。ここでは、実践者としての役割と成果を高めつつ、マネジメントの役割を果たすことが期待されます（**表Ⅱ-9-2**）。

表Ⅱ-9-2 プレイングマネジャーの功罪と活用・補完策

	プレイングマネジャーの功罪	活用・補完策
メリット	①部下の仕事の状況をリアルに把握・理解できる。 ②自らの専門性・スキルを磨き、スタッフに手本を示すことができる。	①②両方を生かすため、 ・自ら手本を示し、OJTを定例化する。 ・自ら講師となり、勉強会を定例化する。
デメリット	①マネジメント（部下指導育成＆コミュニケーション）の余力がなくなる。 ②現状の担当業務をこなすことで精いっぱいで、自らのマネジメント力が停滞する。 ③さらに、管理職として上位のマネジメント業務に挑戦できず、組織としても幹部候補を育てることができなくなる。	①を補完するため、 ・自らの指導補佐役を設ける（例：主任に特定のスタッフを指導させるなど）。 ・業務の効率化を図り、余力をつくる。 ・指導定例化で、強制的に指導の優先順位を引き上げる。 ②③を補完するため、 ・タテ（自らと主任）の役割分担を見直す。 ・自らの年度目標にマネジメント目標を設け、「自ら周囲に○○の指導を行う」など行動を意識する。

（金津健治：看護師長のプレイングマネジメントの見える化. ナースマネジャー. 2020；22（1）：54 より）

私の管理段階の成熟期における、入退院支援看護師としての実践と、管理者として担った役割には、

①プレイヤーである退院支援看護師という看護の専門家として、退院支援業務と看護師の育成を行う

②管理者として部署のスタッフを束ね、部署・看護部門の役割や目標を達成できるよう導く

の2つがありました。これらの役割を果たすためには、それぞれの利益と不利益を知り、それらを補う方法を知り組織をつくることが重要となりました。

B プレイングマネジメントの評価と変革

①利益

　退院支援看護師として自らのスキルを磨くため、多くの退院支援の研修に参加しました。専門性の向上は、委員会活動での研修をはじめとする Off‐JT にはもちろんのこと、現場の OJT としてスタッフへの個別指導にも役立ちます。

　また、日々の実践の積み重ねで得た技術は、**スタッフに手本として示す**ことができます。さらに、スタッフと直接コミュニケーションをとることで**仕事の状況をリアルに把握・理解**でき、育成の評価も行いやすくなりました。

　退院調整から利用者のニーズに直に触れ、現場の看護師と実践をともにできたこと、看護部の理念である「安全と安心の看護の提供」にとって何が必要であるのかを体感し、退院支援教育に反映させることが可能となったことは、私の看護管理にとって最大の効果であったと感じています。また、「自宅に帰りたい」を叶えるため、不変のテーマである**患者の思いに寄り添う看護**が、私を支え続けてくれたことに違いありません。

②不利益

　地域医療連携室の役割には、入退院支援業務以外にも連携推進事業や広報事業などがあります。近隣介護施設など関連諸機関との連携協議をはじめ、居宅支援事業所と地域包括支援センターが行う実務者会への参加、二次医療圏の病院間で行われる退院支援看護師連絡会への参加等です。

　マネジメントの役割としては、参加するのみでなく、地域や連携における課題を見出しながら、自施設の医療機能の提供を促進する必要があります。現場業務のウエイトが高く、私が思うような退院支援のデータ分析、連携の課題整理など、**連携の戦略**を検討する時間が十分にとれなかったことはデメリットになりました。

C プレイングマネジャーとしての対策

　プレイングのウエイトが高まると、デメリットとしてマネジメントの停滞が起こってしまうのでは、組織として立ち行きません。したがって、現場の**看護実践と管理を両立するバランス**が最も重要であると考え、地域医療連携室の組織化を図るための構造を検討し、構築していきました。

①地域連携部門としての体系へ変化

　2015年から組織再編を行い、医事課をはじめとする他部門の協力を得て組織一体化を図り、専門性をより発揮しながら、連携の強化と拡大のため、地域連携部門としてスタートさせました。

　その後、連携事務係と協同し入退院センター機能を整備、医療連携の事務機能だけではなく広報も強化されました。

②入退院支援と継続支援の強化

　2016年から退院支援部門の強化として新たに退院支援看護師を迎え、退院支援担当者

の増員を図りました。看護職員を1人増員させたことで、病棟専任で支援担当者を配置させ、診療報酬の改定を受けて入院時支援体制の拡大、教育指標も作成しています。

さらに、外来を主に機能する療養指導係との組織化も進め、入院時のみでなく入院前から退院後までの支援の一体化を促進させました。

5 看護管理者に求められる能力と育成の課題

マネジメントスキルの磨き方は、認定看護管理者教育課程ファーストレベルやセカンドレベルの受講、看護管理学を専攻する方法などがあります。これらを履修して管理に関する基礎知識を習得していますが、その知識を活用して管理者としてさらなる成長をするためには、**院内の教育**が欠かせません。

また、病院を取り巻く環境の変化は激しく、疾病構造の変化、今回の新型コロナウイルス感染症のような新たな感染症や人口構造の変化、治療の進化や変化、医療を取り巻く政策の変化などさまざまです。したがって、新任の師長はもちろん、キャリアを積んだベテランの看護師長にもさらなる成長が求められるのです。

経験学習とは、実際に経験した事柄から学びを得ることです。「看護におけるリフレクションは看護実践の経験をふりかえる思考のプロセスであるが、ふりかえる場面は患者ケアだけでなく、看護管理実践にも適応することができる」[1]とあります。

また、Kolbの提示した**循環型の経験モデル**では、経験を内省し、学びを実践知として導くプロセスを重視しています。今回私は執筆の機会を得て、自身が看護管理者として経験した過程を振り返り、成長であったと思われた「管理と看護実践」の意味づけを行いました。これはまさしくリフレクションであり、概念化であると気づくことができました。

管理者に必要なスキルには「業務遂行能力」「対人関係能力」さらに「概念化能力」があり、管理の階層が上がるごとにそのニーズが高まります。管理者の経験学習の振り返りとして**リフレクション**を用いることは、管理者に求められるスキルの向上に有効であったと考えます。

日本看護協会では、病院看護管理者の能力を「組織管理能力」「質管理能力」「人材育成能力」「危機管理能力」「政策立案能力」「創造する能力」の6つのカテゴリーで示しています。この6つの能力は、地域まで視野を広げた看護管理を行い、今後も変化する国民ニーズに対応するために必要な能力を抽出し、カテゴリー化したものです[2]。

当院においてもマネジメントラダーがあり、目標管理や評価についての学習も行っています。しかし、看護管理者のマネジメントラダーとして特化した内容にはなっておらず、運用に関しての課題もあります。現任と次世代を担う管理者の育成には、体系的な仕組みづくりとして「計画的な管理者教育」「管理課題の明確化」「評価の質向上」等の整備が必要です。

6 看護部長の視点：多職種協働で行う管理研修

医療を取り巻く環境は、劇的に変化しています。少子高齢化の背景に加え、困難事例の内容はきわめて複雑であり、解決には地域全体での検討が必要になるなど、難しいケースが増加してきています。またコロナ禍により、

面会禁止が今でも続いています。ただでさえ信頼関係の構築に苦渋する中、さらに難題が振りかかります。最前線で任務に就く看護師たちの教育については、看護管理者たちも日々頭を悩ませているのが現状です。しかし、看護管理者は、どんな状況下においても**柔軟な姿勢で、目の前の看護を必要とする方々へ十分なサービス提供ができる体制を整えていく必要があります**。

当院は中小規模病院という特性から、院内教育研修委員会において、多職種での管理監督者研修を長きにわたり企画してきました（表Ⅱ-9-3）。管理者育成には看護管理者のもつスキルが非常に有効です。委員長には看護部長が就任し、看護部教育委員会委員長が兼任する体制とし、診療部、診療技術部、事務部ともに管理者を配置し活動しています。一方、院内教育プログラムは、体系的な構築がされてこなかったこと、看護部以外の部門では管理者の交代人事はほとんどなく、同じポジションに長年在籍する管理者が多かったこと、中堅層の人材が増加したことから、2013年度に「マネジメントラダー」を導入することとしました（表Ⅱ-9-4）。

表Ⅱ-9-4 管理者向けマネジメントラダー

≪教育方針≫
○組織における一人ひとりの働きが病院理念の実現に直結していることを認識できる職員の育成を目指す
○医療従事者としての自覚をもち、自分のもてる力を最大限に発揮できる人材育成を目指す

	管理監督者	
	課長職	部長職
	課長・課長補佐・師長	部長
対象者	職場長、室長またはそれに準ずる職位にあり、職場内の運営を任されている立場にあるもの	部門全体の管理・運営を担っている職位にあるもの
レベル	社会・医療の動向をとらえ、管理全般を監督し、病院運営に貢献できるレベル	社会・医療の動向をとらえ、病院管理・運営に積極的に参画しながら、管理全般の監督・総括を行うレベル
到達目標	1.社会の動向をとらえ、積極的に経営に参画・進言する 2.自部門の運営方針等を基に自立した運営ができるように監督する 3.病院全体の医療サービスの向上を図る 4.中間管理者のキャリアを支援し、キャリア開発を行う	1.社会の動向をとらえ、積極的に病院管理・運営に参画・進言する 2.部門責任者として、運営方針を提示し、目標管理・監督をする 3.医療サービスを保証するために組織化し、その運用を管理・監督する 4.組織が期待する人材育成を推進するための環境を整備し、職員のキャリア開発を支援する
目標管理	・病院、部門の目標を踏まえて、部門目標に対する具申ができる ・部門全体の課題に対して、物事の関係性を幅広く考えたり、長期計画を立てることができる ・社会情勢や医療の動向をとらえ、担当部署の目標を設定・評価ができる ・経営資源（ヒト・モノ・カネ・情報・環境）を効果的に管理し、他職種へ積極的に提言できる	・設置主体の目標・病院運営方針および目標を基に部門内の目標を提示し、円滑な運営と目標管理ができる ・病院の施策および運営などへの積極的な参画ができる ・病院組織の改革・刷新に参画し、部門全体の改革・刷新を推進できる
問題解決能力の向上	1.自己の振り返りと課題を明確にするとともに、互いにフィードバックをすることで、管理者としての質の向上を図る 2.職場の活性化を図るために、スタッフのやる気を支援し、タイムリーにポジティブフィードバックができる能力を身につける	
ステージ別研修	□外部講師による研修会（チームワークとリーダーシップ）	

（2013 年 7 月作成 /2015 年 3 月改定　院内教育委員会）

表Ⅱ-9-3 管理監督者(部長・課長・師長)研修一覧

	テーマ	研修内容
2008年	医療経営	・医療経営を考える ・持続可能な病院経営のために
2009年	組織管理論	・組織管理論の基礎知識 ・目標管理と部下育成
2010年	問題解決技法	・問題解決のプロセスを学ぶ ・コミュニケーションの理論 ・上記活動発表会
2011年	目標管理	・目標管理〜個人目標の設定に向けて ・もしドラ風マネジメント ・活動発表会
2012年	企業との協働QC導入 ボトムアップ	・問題解決技法 ・QC手法による問題解決技法
2013年	**マネジメントラダー導入** 多職種協働	・自己の管理課題の明確化 ・多職種協働でフィードバックにて管理の質向上を図る
2014年	多職種協働	・自己の管理課題の明確化 ・多職種協働のフィードバックにて管理の質向上を図る ・「院長と語ろう会」 ・医療情報基礎知識検定試験の受講
2015年	多職種協働 コミュニケーション	・自己の管理課題の明確化 ・多職種協働のフィードバックにて管理の質向上を図る ・チームワークとリーダーシップ ・「院長(副院長)と語ろう会」 ・言葉を変えて、世界を変えよう(ペップトーク)
2016年	多職種協働 経営 マネジメント学習の研修生拡大	・自己の管理課題の明確化 ・多職種協働のフィードバックにて管理の質向上を図る ・人材育成に関する研修 ・病院経営とは
2017年	人事考課 記念大会	・人事考課研修 ・院長講話 ・病院移転20周年記念講演会及び記念学会 ・QC手法による問題解決の実践
2018年	医療倫理 多職種協働 認知症	・倫理とは何か ・QC手法による問題解決の実践 ・院長講話 ・認知症サポーター養成講座 ・院内学会
2019年	働き方改革 医療倫理 認知症 多職種協働	・労務管理 ・QC手法による問題解決の実践 ・院長講話 ・認知症サポーター養成講座 ・院内学会 ・医療情報基礎知識検定試験
2020年	(コロナ禍で中止)	
2021年	多職種協働	・リモートで院長講話

Ⅱ

9

私（津島）は、**看護部長・看護師長である前に一人の看護師であり、一人の人間である**ということを信念としています。今では、働き方改革などの推進もあり、看護管理者の任期も長期化傾向にあります。働き続けられる職場環境を整え、看護管理者が移りゆく社会背景を抱えながらも生き生きと活動できるしくみをさらに構築する必要があると考えています。また、社会変化に対応できる管理者育成も同時に必要で、コロナ禍において必要な対人関係スキルにも対応していく必要があります。

そのような中、現場でのプレイングマネジメントは欠かせません。看護部以外の部門でも、独立した管理者は存在せず、ほとんどの管理者がプレイングマネジャーとなります。この際の大きな課題は、実践と管理のバランスをどう取るかですが、現場の強みが最大限に活かされる環境ともいえます。実践の最前線に居ながらにして、利用者の心に寄り添い、部下育成においても、一番の教育者にもなれるからです。しかし、管理的思考は不足しがちなため、そこが組織全体の課題ととらえています。

このように積み重ねてきた実践を、丁寧に概念化していく必要があります。それを補完する役割として、院内教育研修委員会の管理監督者研修が存在しています。また、不足しがちな管理的視点に関し、できるだけ多職種協働でのデブリーフィングを促しています。さまざまな価値観に触れながら俯瞰できる自己を成長させるためです。

原点に立ち返ると、育成指標がマネジメントラダーにあたりますが、作成から9年が経過し、未来を見据えた内容となるよう今後の検討が必要となります。いずれにせよ、今後ますます複雑化する社会背景、求められるニーズの多様化に対応できる看護管理者の育成あるいは管理者育成ができるよう、自らも現場第一主義として管理活動を行っていきたいと思います。今回このような機会を提供していただき感謝いたします。

引用文献
1）松浦正子：マネジメントラダーの教育的意義. 看護展望. 2016；41（4）：21.
2）日本看護協会：病院看護管理者のマネジメントラダー日本看護協会版.

参考文献
・金津健治：看護師長のプレイングマネジメントの見える化. ナースマネジャー. 2020；22（1）：54-55.
・倉岡有美子：「経験学習を基盤とした看護管理能力開発プログラム」に参加した就任初期の看護師長の経験学習の内容. 日本看護科学会誌. 2017；37（0）：364-373.

実践知の詰まった取り組みで、管理者としてさらなる挑戦を

　この事例では、津島看護部長の「看護部長・看護師長である前に一人の看護師であり、一人の人間であるということ」という信念に、心から共感して読ませていただきました。私自身も著書『師長の臨床』[1]を出版する際、「師長であっても私は看護師」ということにこだわっておりました。**看護師である私が看護管理の役割を担うという、私の考える看護管理の原点でもあります。**

　巧さんの実践は、まさにこのことを具現化していると思います。131床という小規模でありながらも、森町という**地域に密着した医療**を提供するために、常時、新たな状況に対応し取り組んでいることがわかります。日本全体が地域包括ケアの時代へと向かう中で、自施設のリソースを活かしながらの、**実践知が蓄積された取り組み**であることが伝わってきます。

　巧さんは試行錯誤をする中で、自分の管理者としての成長を、「第1フェーズ：管理初期／創成期」「第2フェーズ：管理初期／発展期」「第3フェーズ：管理中期／成熟期」としています。その経過の中で、「患者の思いに寄り添う看護」を目指し、**地域連携室長の役割**である、入退院支援以外の連携推進事業や広報事業にも目を向けています。加えて、組織の再編成や退院後の継続支援にも取り組みました。

　マネジャーについて深い洞察をし続けているヘンリー・ミンツバーグは、「好ましいマネジャーとは、カリスマリーダーでも戦略家でもなく、次々に降りかかる『いまいましい問題』とエンドレスに付き合えるタフな実務家にほかならない」[2]と述べています。巧さんは、まさにタフな実務家です。第4フェーズへの挑戦を期待します。

(佐藤紀子)

引用文献
1）佐藤紀子：師長の臨床−省察しつつ実践する看護師は師長をめざす. 医学書院；2016.
2）ヘンリー・ミンツバーグ著, 池村千秋訳：マネジャーの実像. 日経BP社；2011.

病棟師長と教育師長を兼務することで得られるもの

岩本祐三子 • 医療法人共栄会名手病院教育担当師長
稲垣伊津穂 • 同院看護部長／認定看護管理者

本事例のキーワード ▶▶▶ 対話力 │ 相手の思いを聞く │ 病棟師長と教育師長を兼務 │ メンタルサポート │ 2年目看護師、3年目看護師 │ 自施設に必要な教育 │ 自己の成長を実感する

名手病院 [2022年9月現在]

病床数：104床
診療科数：9科
看護職員数：96人
看護管理者数：14人（看護部長1人、看護師長7人、看護主任6人）
看護配置：障害者施設等入院基本料（10対1）、回復期リハ病棟入院料1（13対1）
平均在院日数：一般病棟26.5日、回復期リハ病棟66日

1 当院の教育システム

A 法人および看護部の理念

医療法人共栄会では、法人理念を「やさしさと思いやり」として掲げ、看護部理念を「いきいきと誇りを持ってケアができる」としています。

私たちは、患者さまに信頼され、満足していただける看護が行えるように努力しています。そのために、常に自己研鑽し、患者さまやご家族から選ばれる病院づくりを目指しています。

B 研修の体系

①全看護職員

名手病院（以下、当院）では、全看護職員が学ぶ機会として、教育委員会を中心に「合同会」という研修体制を構築しています。年8回、第2土曜日の勤務時間内に開催し、150分を2部構成として中身をギュッと詰め込み、学びの場としています（**表Ⅱ-10-1**）。

「自病院の看護師は自病院で育てる」をモットーに、各研修の講師は看護師長を中心に、時には主任などの看護管理者が担い、「伝えることで改めて自らも学ぶ」経験をしてもらっています。

②新人教育

教育委員会が中心となり、プリセプター、プリセプティそれぞれの教育を行っています。民間中小病院ですが、ありがたいことに毎年、新人が入って来てくれるので、体系づけて教育することが可能となりました。

教育担当の看護師長を一人配置（部署兼務）しており、各部署には、それぞれOJTでかかわってもらっています。

教育委員会活動方針	①看護専門職として、なりたい自分に常に向き合える機会をもつことで看護の質の向上を図る ②感性と技術と知識を統合した看護提供が出来る能力を養う ③学習意欲の向上に向けた、教育計画の立案(ラダーの活用) ④看護部内の学習機会を有効に活用しながら専門職として学びたい意欲を支援する

【対象者：全看護職員】

	全体研修(70分)	ねらい	講師	WLB	看護師教育(50分)	ねらい	担当
6月	2022年度部長方針	看護部のこれからの方向性が考えられる	看護部長	課題共有	看護の基本となるもの	自分たちの看護ケアが患者にとってどのような影響を与えるのか。看護の基本に立ち返り、考え、これからの看護ケアに繋げることができる	看護部長
7月	感染対策①	当院での感染対策・予防について正しく理解し、各職種で必要な感染対策の実施ができる	ICT担当副院長		感染対策②	日常の看護ケア場面での感染対策の具体策についての理解を深め、患者も自分も守ることができる	感染テクニカルエキスパート
9月	看護補助者と協働できる組織づくり	看護補助者の活用に関する制度を理解し、看護クラーク業務の質向上と、それに伴い多職種が連携することで患者満足につなげることができる	師長		チーム力を高めるリーダーシップ(クラーク以外)	リーダーシップを発揮し、看護師間だけでなく他職種・他部署とともに良好な関係を築き問題解決に一緒に取り組むことができる能力を身につける(タスクシフト・タスクシェア含む)	リーダー看護師主任
10月	接遇・コミュニケーションスキルを身につける	コロナ禍における患者への接遇・コミュニケーションを理解し細やかな気遣いができる	訪問看護所長		入退院支援(看護補助者以外)	入退院前から退院後の生活に向けての課題を把握し、安心して入院生活を送ることができる	退院支援チーム
12月	身体拘束について考える	身体拘束から起こる弊害について考えることができ、身体拘束予防のツールとして心が通じ合う「ハンドセラピー」について学ぶ	認知症看護認定看護師	進捗発表	認知症ケア(看護師のみ)	抗認知症薬の使い分けや向精神薬、非薬物療法についての知識をもち適切な薬剤管理ができることで患者のQOLを維持することができる	認知症看護認定看護師
1月	ストレスマネジメント	ストレスを正しく理解しうまく対処することができる	師長		倫理問題を見つける目を養おう(看護師のみ)	患者の思いを汲み取り看護ケアが出来ていますか?倫理的視点から看護ケアを振り返り明日からの看護に繋げることができる	教育師長リーダー看護師
2月	急変時対応(とりくみ発表)	年間を通して各部署で急変時対応に関する訓練を行うことで部署内全員が急変時にそれぞれの役割遂行を行うことができる	ACLSプロバイダー		急変を見逃さないフィジカルアセスメント(看護師のみ)	臨床推論について学び、患者さんの病状変化をいち早くキャッチできることで急変予測した対応ができる	ACLSプロバイダー
3月	医療安全	医療安全に対するリスク感性を高めることができる	医療安全担当師長	最終発表	倫理的感受性を高めるパートⅨ	意思決定支援の場での倫理的課題に対し実践した内容発表	看護部長

③看護管理者育成

私(稲垣)が看護部長になり7年目を迎えますが、看護管理者育成には特に力を入れてい. ます。月に2度の看護師長会議(表Ⅱ-10-2)、月に1度の主任会議、月に1度の看護師長・主任会議(表Ⅱ-10-3)があり、加えて今

表Ⅱ-10-2 2022年度看護師長会議／年間スケジュール

今年度のテーマ
「ポジティブシンキング！による人財育成」

開催月	テーマ（毎月第2火曜日）
4月	ポジティブリーダーシップ①自己診断
5月	中途採用者へのサポート体制の構築
6月	ポジティブリーダーシップ②おもいやり
7月	マネジメントラダー①
8月	ポジティブリーダーシップ③感謝
9月	中途採用者へのサポート体制の構築
10月	ポジティブリーダーシップ④寛容
11月	マネジメントラダー②
12月	ポジティブリーダーシップ⑤自己診断
1月	師長による実践報告①
2月	師長による実践報告②
3月	師長による実践報告③

➢ 毎月第2火曜日・第4木曜日：15時〜16時：師長室にて
➢ 看護師長会議：病院運営委員会の決定事項の報告、看護部の方針の伝達と承認、部署間の諸問題についての議決、病院あるいは看護部全体にかかわる諸問題の議決、各種会議・委員会等の審議事項の報告と承認の場
➢ 議事次第
　・毎月第2火曜日
　　テーマ別勉強会中心に看護師長の語りの場とします。
　・毎月第4木曜日
　　①各部署報告
　　②討議事項
　　③クリニカルラダーの進捗
　　④看護部長より

令和4年度必読書

「ポジティブ」に関連する図書を自分で探し出し、1冊購入してください。
後半で、実践報告をしていただきますので、ご自分のバイブルとして本を購入して是非、ご紹介ください。

後の看護管理者育成のためのチーフ会を行っています。

　病院規模から副看護部長を配置できていないため、すべての会の年間計画は看護部長が立案します。苦労はありますが、「看護師長・主任が育つ」ことがスタッフの教育につながり、病院全体の看護の質向上につながると思っています。

2　教育・育成に関する個別の支援

A 看護部長からの動機づけ

　私（稲垣）は出勤後、病棟ラウンドを簡単に行い、夜間の状況を把握し、看護部長室で待機します。看護師長たちとは、毎日、朝始業前の10分間でミーティングを欠かさず行います。

　ミーティングの内容は、主に夜間の状況や

今年度のテーマ
「寄り添う実践　誰も笑顔になる組織づくり」

開催月	討議事項	安全標語
4月	看護部の機能・目的・方針について	3階
5月	目標管理①（今年度）	1階
6月	各部署におけるOJTの現状報告Ⅰ	2階
7月	リフレクション研修Ⅰ	3階
8月	親睦会	1階
9月	目標管理②（中間）	2階
10月	各部署におけるOJTの現状報告Ⅱ	3階
11月	立ち入り検査に向けた確認	1階
12月	リフレクション研修Ⅱ	2階
1月	来年度の採用・配置に関する検討	3階
2月	各部署におけるOJTの現状報告Ⅲ	1階
3月	目標管理③（最終）	2階

➤ 毎月第1木曜日：17時～18時30分：職員食堂にて
➤ 議事次第
　①前月度の報告
　②各委員会報告（必ずWLB推進委員からの報告）
　③各部署報告
　④今月の討議事項の検討
　⑤その他
　⑥看護部長より
➤ 会議終了後、書記は速やかに議事録をまとめ、看護部長内容確認後、回覧と同時に院長・理事長に会議報告の日程調整（毎月行うので、速やかに調整）
➤ 月1回、看護部役職者が集まれる貴重な機会です。
　この会議を有意義な時間にして、また明日からの看護管理を頑張る源にできるよう！よろしくお願いします。

ベッドコントロール状況、スケジュールの確認・共有がメインですが、看護部長室に上がってくるまでに、どのような情報収集をしてきているかの把握もできます。ミーティングは10分間と短いので、個別に相談のある看護師長はそれより前に来て話をすることもありますし、タイムアップして時間が足りない場合は、緊急でない事項について、午前中、再度病棟をラウンドするので、そのときに簡単にでも1on1で話を聞くようにしています。

B 支援を受けたことによる師長の価値観・態度・モチベーションの変化

看護師長会には私（岩本）を含め7人の看護師長が参加します。看護師長会および看護師長・主任会の時間は非常に大切だと考えます。

年間スケジュールに合わせ、理論やテーマ別の勉強会から派生した状況の実践報告が課されているので、師長会は受動的なものではありません。会の前には課題もあり、正直、現場が忙しく「現場の管理が忙しいのに、勉強に事前課題？」と思ってしまうこともあり

ます。

看護部長からは看護管理者教育は決して「点」ではできないこと、また「線」にするのは自分たち自身、それを年間の会を通して「面」にしていくことが看護部長の役割だと言われます。

どの会も、看護部長は1時間ピッタリで場所を退室しますが、私たち看護師長は時間があれば残って、続けて話し合いをしたりしています。今のようなスタイルが定着してすでに5年が経過していますが、この会に参加するための課題や各自の実践があったうえでの報告で、確実に私たちも師長として成長していると思っています。

C 看護師長が参考とした理論や書籍等

看護師長会議では、毎年テーマに合わせて、看護部長から参考図書が提示されます。また、書籍以外にもテーマに合わせて、論文をコピーしたものを渡され、読むことをすすめられています。

2021年度から各師長には、テーマに合わせた本を自分で選択、購入し、後半の実践報告では、書籍から考察するという新たな宿題が出ました。随分長い間、一方的に書籍や論文を提示されてきたので、次の手を考えた仕掛けのようです。

現場では日々、看護管理者として貴重な経験を積み重ねます。コロナ禍の大変な状況でも、日々の人繰りをしながら自分も現場の第一線に入ります。また、現場に居続けると緊急度にばかり目がいき、「今でなくても……」と思うこともありますが、実はそれほど慌てて取り組まなくてもよいと思えることの中に重要事項がたくさんあります。看護師長会での学びによって、それらに気づけるようになると考えています。

3 私を成長させた管理者としての経験

A 病棟師長としての経験

①『経験学習ガイドブック』を活用した学び

前述の「看護師長会」での学びについて、具体的に紹介します。

2020年度の師長会のテーマは「自分のかけがえのない経験を語り、繰り返し、師長として成長する」でした。参考図書『看護師長として成長しつづける！経験学習ガイドブック』[1]を通して、成人に適した学び方である「経験学習」について、1年間学びを深めました。

この書籍の中で、LombardoとEichingerは、企業の管理者の成長の7割は「仕事上の直接的な経験」、2割は「他者からのアドバイスや観察」、1割は「書籍や研修からの学び」によるとして、経験の重要性を主張したことが紹介されています[2]。またKolbは、学習を「経験を変換することを通して知識を創造するプロセス」と定義し、経験学習モデルを構築したとされています[3]。経験学習モデルの4段階は表Ⅱ-10-4の通りです。これらの段階を循環させることによって、人は経験から学習できると述べています。

倉岡は、Kolbの考えを基盤にしながら看護師長の経験学習を「個人が、挑戦的な課題に取り組み、その後に内省することで、知識やスキルを獲得し、いったん獲得した知識や

表Ⅱ-10-4 経験学習モデルの4段階

【具体的経験】個人がおかれた状況のなかで具体的な経験をする。
【内省的観察】経験を多様な観点から内省する。
【抽象的概念化】他の状況でも応用できるように一般化・概念化して仮説や理論を作り出す。
【能動的実験】仮説や理論を意思決定や問題解決の場面で実際に試してみる。

(倉岡有美子：経験学習ガイドブック．医学書院；2019．p.5 より作成)

スキルを異なる状況で適用し試行することで、新たな挑戦的な課題への取り組みをするという循環型のプロセス」[4]と定義しています。

この経験学習を実践として学ぶことができるツールが、「経験学習ノート」です。

私たちは、まず参考図書を通して経験学習における学びの意義を理解したうえで、毎月、自分自身が臨床現場での「**達成感を得た経験**」や、「うまく対処できず**もやもや感が残っている経験**」などを経験学習ノートに紡ぎ、師長会の場で発表しました。さらに、これらの経験を看護部長はじめ各師長と共有しフィードバックを得ることで、経験を確実に学びへとつなげていくという体験をしました。

ここで、具体的に私が提出した事例を紹介します（**表Ⅱ-10-5**）。

そのほかに、経験学習ノートでまとめた事例としては「入院患者の知人への対応について」「急な退院に対する患者家族への対応について」「看護主任からの転室依頼時の会話について」「患者のACPでのかかわりについて」などがありました。

②毎月の内省を通して気づいたこと

経験学習ノートでの内省を通して改めて気づいたことは、すべて「**コミュニケーション**」に関連する事例であり、管理者として「**対話力**」というスキルが重要だということです。普段より、医師・スタッフ・他部署のスタッフ・患者・家族などさまざまな人と対話しながら、いろいろなことを調整・意思決定していく中で、まず**相手の思いを知る**ための対話が重要になってくると改めて感じました。

経験学習ノートを用いた内省では、私自身、相手を思って行動しているつもりが、実は自分の思いが先行しがちになっていることがわかりました。よかれと思ってしたことが、相手にとっても同じであるとは限らないし、さ

まざまな思いの中で相手も行動を起こしていること、また、管理者として、まず**相手の思いを聞き、理解したうえで自分の思いを伝え**最善の対策や行動を一緒に考えることが大切であると気づくことができました。

③経験学習を通して実践していること

経験学習を通して、「**まずは相手の思いを聞く**」ことを意識し行動するようにしています。そうすることで、相手の思いはもちろん、**相手に対する思い込み**や、**自分の考え方の偏り**に気づくこともあります。これを意識するようにしてからは、相手の新たな一面を発見したり、きらりとひかる一面を引き出し、役割発揮できるようサポートしたりできているのではないかと考えています。

自分の思いが先行し、相手に対しネガティブな思考が働きがちになることもありますが、「きちんと相手の思いを聞くことができていただろうか」「どうしてあんなことを言ったのだろうか。あんな行動をとったのだろうか」と常に内省しながら、これからもまずは相手を受け止め、理解することを意識し行動していきたいと考えています。そして相手をしっかり理解したうえで、きちんと自分自身の思いも伝え、相手にも理解してもらうことの努力を忘れないようにしていきたいと思います。

B 教育師長としての経験

①新人看護師教育

新人看護師教育は、教育師長である私を中心に、教育委員会メンバーやプリセプターと、年間教育計画に沿って行っています。**教育師長と病棟師長を兼務**していることから、現場の新人教育に対する課題が見えやすくなり、指導者だけでなく新人看護師への**OJT**での教育をタイムリーに行うことができています。

タイトル：スタッフの残業申請時の会話について	
1. 状況：残業申請時のスタッフへの介入方法	**看護部長からのフィードバック**
認定看護師である病棟スタッフが、日勤フリーで午前中外来、午後から入院1名を担当していた。夕方17時頃、入院処理も外来の問診記入もできていないため残業申請したいと言ってきたため、現在の外来問診方法だと、問診記入にどのくらいかかるのかを確認すると、問診記入の量がかなり多いと言う。時間短縮のために問診の取り方の工夫についてアドバイスすると、「問診票もいろいろ苦労して作って私も大変な思いをしてる！　いろいろ考えてるのに！」「師長にそのことをわかってもらえていないと思わなかった」と怒らせてしまった。	フリーでなぜ午前中外来にいったのかもう少し詳しく書いてください。
2. 内省：失敗に至った自身の判断・行動	**看護部長からのフィードバック**
タイムマネジメントが苦手で残業も多かったスタッフであった。私自身午前中の外来は、病棟に戻ってきた時点で外来業務を終わらせていると思っていたため、入院1名だけで残務になることに対し「どうして？」という思いが出てしまっていた。（残業をこれ以上させたくないという思いがあった） 業務を終わらせてからゆっくり話をしたが、私の言葉が悔しかったと涙を流して訴えていた。その際も、自分がしている業務内容をきちんと伝えないと私たちにはわからないこと、タイムマネジメントのこと、問診票に対するアドバイスなどを行ってしまった。 今後、認定看護師としてスタッフと協働しながら看護ケアを行っていく立場として、タイムマネジメント、スタッフの巻き込みなど自分自身が苦手とすることをしっかり克服してほしいという思いが先走り、つい厳しい対応をしてしまい、今の相手の思いや努力、頑張りをきちんと受け止め承認してあげることができていなかった。	師長の言ったどの言葉が悔しかったのかを明確にしてください。この時、スタッフが行った努力や頑張りの内容を書いてください。自分の行動のよかったことは、その日のうちにきちんとスタッフと話をする時間をもったことですね。
3. 私が得た知識・スキル：相手の業務内容についてまずは理解し承認する	**看護部長からのフィードバック**
まずは、相手が今抱えている役割を把握するとともに、理解する。そしてねぎらい承認することが大切である。 つらい精神状態にあるときにはアドバイスをするのではなく、まずはしっかり傾聴し、受け止め、承認することの大切さを実感した。	スタッフの言い分を知ったり、まずは受け止めることが大切ですね。
4. 異なる状況での試行：類似した事例での学びを生かした実践	**看護部長からのフィードバック**
勤務終了1時間前には補完体制の調整目的のために、責任者が各スタッフに必ず残務について確認を行っている。その際には、その日行った看護ケアについての労いと、残業理由として担当業務以外での役割遂行内容についても確認するようにしている。そのうえで必要に応じて補完の調整や、各個人のタイムマネジメント等の指導を行うようにしている。	同じように、時間管理が苦手なスタッフは数名います。その際どのような対応ができますか？

（倉岡有美子：経験学習ガイドブック．医学書院：2019 より作成）

また、新人教育を担当するスタッフが落ち着いて指導が行えるよう、業務内容の調整等、業務改善の取り組みも行えることが、兼務している私自身の強みとなっていると感じます。

常に現場にいることで、

・新人看護師だけでなく、プリセプターの成長を肌で感じ、タイムリーに承認できる
・年間教育計画において、新人看護師の土日日勤見習いや夜勤見習い時期を、個々の成長に応じて随時調整できる
・新人看護師やプリセプターの表情および勤務態度等の変化を素早くキャッチできる

などの利点があり、声かけや必要に応じたタイムリーな面談を行うなどの**メンタルサポート**を行うことで、ここ数年、新人看護師の離職率はゼロであり、彼らの成長を見続けられていることを嬉しく思っています。

②経年別看護師教育

経年別看護師教育として、当院では特に2・3年目の看護師教育に力を入れています。

2年目看護師は、新人看護師の入職とともに指導者の手が離れ、独り立ちすることで、周囲からの期待と現実にギャップを感じストレスを抱えるケースが多いものです。また、

指導者からの直接的支援が少なくなったことにより、自己研鑽に対する意欲低下がみられることから、2年目看護師の年間教育計画を立案しました。e-ラーニング（動画視聴での学習）をはじめ、課題学習として「患者体験」「ケーススタディ」への取り組みを行ってもらっています。

また3年目看護師には、課題学習として「好きな分野のプレゼン」「ナラティブアプローチ」への取り組みを行い、2年目・3年目看護師とも、課題学習の発表の場を設けフィードバックできる機会をつくっています。もちろん、これらの課題学習に関してはプリセプターがサポートを行い、3年目が終わるとプリセプターから卒業ということになります。

このような課題学習を通して、専門職としての自覚ややりがい、自分自身の成長を実感してもらえたらと考えています。

③看護師教育に携わるということ

臨床現場でのスタッフの看護実践を生で見て、看護ケアについて一緒に考え、目標面談などから**今自施設に必要な教育方法・内容**が明確になることにより、「現場のニーズに応じた教育計画の立案」に役立っていると感じています。

また、2年目・3年目看護師だけでなく、中途採用者やリーダー育成に対しての教育に関する課題もあります。2022年度は、看護部年間教育計画の**研修での講師**等を、それらのスタッフに依頼しサポートしています。スタッフの得意・不得意分野に応じて研修の講師を担当し企画運営してもらうことで、学びだけでなく達成感を得ることにもなり、**自己の成長を実感し**やりがいにつなげていけたらと考えています。

各スタッフのよい面と課題が見えるのも、病棟師長と教育師長を兼務し、部署横断的に

スタッフとかかわり、経験を重ねている自分だからこその強みであると感じています。

C さらなるキャリア発達に向けて

私は看護主任に昇格後、認定看護管理者教育課程ファーストレベル、セカンドレベルを受講し、現職である教育担当師長に昇格して3年目となります。

病棟師長と教育担当師長との二足の草鞋を履き、コロナ禍において新米管理者としてさまざまな体制の変化に対応していく中で、自分の行っている看護管理や人材育成について自信がもてず、悶々とした日々を過ごしていました。

そんな中、「もう一度、同じ志をもつ仲間のいる環境下で、マネジメントについて、より深く学びたい」という思いから、2022年度より大学院へ進学しました。

大学院ではマネジメント学を専攻し、職場の皆さんの協力の下、仕事と学業の両立に奮闘しています。大学院での学びはまだ始まったばかりですが、看護倫理や看護理論に当てはめて自分の抱えている課題を整理することで、新たな発見や学びもたくさんあります。

これからも、看護管理者としての自身の役割・課題を明確にし、地域住民のために、根拠に基づいた看護実践を行うためのマネジメントと人材育成ができるよう学びを深めていきたいと考えています。

4 看護部長の視点

部署運営の要である看護師長が育つための環境整備は重要です。学びの場を提供し、それを、それぞれの部署での実践につなげていけるよう、看護部長として支援を継続していきます。

引用文献

1）倉岡有美子：看護師長として成長しつづける！経験学習ガ
イドブック. 医学書院；2019.
2）前掲書1）. p.3-4.

3）前掲書1）. p.5.
4）前掲書1）. p.6.

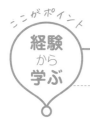

ここがポイント
経験から学ぶ

現場での実践が管理者としての成長につながる

104床の病院で96人の看護師が勤務している病院の事例です。書かれている内容からは、**小規模であるがゆえのきめ細かな実践**が伝わってきました。看護部長の課題の投げかけ方や、師長とのやり取りが目に浮かぶようです。稲垣看護部長は、看護管理者育成に力を注いでいると述べていますが、小規模であることから、看護部のすべての委員会の企画を担い、一人ひとりの管理者と向かい合っている様子が見えてきました。

師長である岩本さんは、病棟師長と教育師長を兼務しています。現在に至るまでに、看護部長から看護管理の基本的な考え方を学び、毎年設定された看護部のテーマについて、自ら書籍を選択し、その内容を参考にして実践報告をするというやり方で、**理論と実践の往還から学んでいます**。多忙な業務の中でのこの取り組みには、一人ひとりの師長の努力が必要であると思いますが、岩本さんにとっては師長会での学びが重要であったと実感しています。

教育師長を兼務していることも、「臨床現場でのスタッフの看護実践を生で見て、看護ケアについて一緒に考え、目標面談などから今自施設に必要な教育方法・内容が明確になる」ことにより、「現場のニーズに応じた教育計画の立案」に役立つと考えています。岩本さんの記述の中で、常に**現場にいることのメリット**が述べられていますが、「新人看護師だけでなく、プリセプターの成長を肌で感じ、タイムリーに承認できる」ことが書かれていました。**実践の中で学ぶOJT**が有効に機能していると思います。

この取り組みは、**正統的周辺参加**における学びと共通性があると考えます。「正統的周辺参加とは、学ぶ人が状況の中に入り込み、ゆるやかな条件のもとで、実際に仕事の過程に従事することによって業務を遂行する技能を獲得する」[1]というものです。岩本さんは現場の中で、教育師長としての実践知を獲得していると考えることができました。

（佐藤紀子）

引用文献

1）ジーン・レイブ, エティエンヌ・ウェンガー著, 佐伯胖訳：状況に埋めこまれた学習－正統的周辺参加. 産業
図書；1993. p.7.

患者・家族を支える実践経験で変化した病棟スタッフとの関係

姫野清美 ● 社会医療法人帰巖会臼杵病院外来師長
甲斐清美 ● 同院看護部長／認定看護管理者

本事例のキーワード ▶▶▶ 　人の生命力と家族の絆、力　｜　スタッフとの距離　｜　現場経験と研修での学び　｜　スタッフのためになっているか　｜　管理者だから味わえる楽しみ、喜び　｜　地方の小規模病院

臼杵病院［2022 年 4 月現在］

病床数：63 床
診療科数：8 科
看護職員数：61 人
看護管理者数：5 人（看護部長 1 人、師長 4 人）
看護配置：急性期一般入院料 5（10 対 1）、地域包括ケア入院医療管理料 1（13 対 1）、療養病棟入院料 1（20 対 1）
平均在院日数：14 日

1 法人内の教育体制について

A 法人概要

社会医療法人帰巖会は、みえ病院 110 床、臼杵病院 63 床の、いずれも地方の中小規模の病院です。病院診療とともに、訪問診療や訪問看護、訪問リハビリテーションなどの在宅医療や、老人保健施設、有料老人ホーム、認知症専用の有料老人ホームなどを併設し、**医療と介護の包括的サービス**を提供しています。

当法人は 1885 年の開設以来、地域で 100 年以上にわたり続いてきた個人病院の歴史を経て、新築移転しており、職員は**変化や改革に対して消極的な傾向**があります。課題や問題を感じていても、自分たちで解決に向けて行動に移すことは少なく、スタッフを管理する役割を担う管理者もまた、管理者としての教育を受けていませんでした。

その中で、看護職員の職歴や学歴はさまざまで、実践能力も多彩です。この状況は現在も変わっていません。

看護師が働く意欲をもち、生き生きと働くことが看護の質向上につながると考え、現在の統括看護部長が精力的に「看護部の組織化」「仕事の満足度を高める取り組み」「BSC を活用した目標管理」を定着させました。多いときは新人看護師が 10 人程度入職するようになり、認定看護師、認定看護管理者の教育を受ける者も少しずつ増加してきています。社会の状況、地域の医療の変化、診療科の増科により、看護師の質として求められるものが大きく変化しています。

帰巖会看護部の教育理念、目的、目標を図Ⅱ-11-1 に示します。

組織の理念	・医療、保健、福祉の良質かつ包括的サービスを提供し、地域住民のニーズに応え、地域医療資源、社会資源と連携し地域の健康づくりに貢献します
目指す看護職員像	・地域の中で多職種連携の中心的役割を担い対象者の個別性を配慮した看護ケアを提供できる
教育理念	・専門職として、変化する地域社会のニーズに対応する能力を身につけ、質の高い看護ケアを提供できる看護職を育成する
教育目的	・専門職として主体的に地域社会のニーズに対応するための能力を身につけ、質の高い看護ケアを提供する
教育目標	・地域で求められている看護実践能力は何かを把握することができる ・地域医療の提供に必要な看護実践能力の向上に向けて自発的に行動することができる ・生活者の視点に立ち、地域住民のニーズに応えるために多職種と協働することができる
年間教育計画	・看護実践能力の向上に向けた看護部の年間教育計画を立案する

| 研修 | ＊教育目標の達成に必要な能力を育成するための研修を実施
1. 「看護業務基準」「看護倫理」
2. ヘルスアセスメント
3. 看護実践能力（摂食嚥下・認知症・皮膚・排泄・呼吸ケア・救急・その他）
4. 看護過程
5. 意思決定支援
6. コミュニケーション
7. その他 |

図Ⅱ-11-1 帰巖会看護部の教育理念・目的・目標

B 看護職の責務

日本看護協会の「看護職の倫理綱領」[1]では、看護職の責務について以下のように定義されています。

「8. 看護職は、常に、個人の責任として継続学習による能力の開発・維持・向上に努める。

看護職には、科学や医療の進歩ならびに社会的価値の変化にともない多様化する人々の健康上のニーズに対応していくために、高い教養とともに高度な専門的能力が求められる。高度な専門的能力をもち、より質の高い看護を提供するために、免許を受けた後も自ら進んでさまざまな機会を活用し、能力の開発・維持・向上に努めることは、看護職自らの責任ならびに責務である。（以下略）」

「看護職の責務」については、新人看護師の入職時のオリエンテーション時、中途採用者のオリエンテーション時、教育委員会の年度初めなど、折に触れて伝えています。

C キャリア開発：クリニカルラダーの導入

帰巌会の理念に基づき、地域の中で多職種連携の中心的役割を担い、対象者の個別性を配慮した看護ケアを提供できる看護師を育成することを目的に、クリニカルラダーを導入しています。

クリニカルラダーは、①専門職である看護師自身が成長するため、達成すべき能力の指標とする、②看護師個々の人材育成・教育支援の指標として活用する、③あらゆる場で働く看護師の能力評価に活用し、ラダーに応じた役割や適切な処遇へ活用する、としています。

クリニカルラダーは、帰巌会看護師の看護実践に必要な能力を段階的に表し、各段階において期待される能力を示しています。病院用と、訪問看護・施設用があります。

病院用は「看護師のクリニカルラダー（日本看護協会版）」を標準的指標として活用し、看護実践能力を①ニーズをとらえる力、②ケアする力、③意思決定を支える力、④協働する力、の4つの力とし、帰巌会看護部独自の修正を加えて作成しました。

訪問看護・施設用は日本看護協会版の4つの力を引用したうえで、「帰巌会クリニカルラダー 2016 年版」の組織的役割遂行能力と自己教育・研究能力を加えました。ラダーレベルは、従来のⅠ～Ⅳ段階を、JNA ラダーに合わせてⅠ～Ⅴの5段階としています。

2021 年度看護部教育計画を表Ⅱ-11-1 に示します。看護部教育委員会は2つの病院合同で開催し、法人の教育担当副部長が教育委員会委員長となっています。クリニカルラダーとリンクできるように年間計画を立案し、教育委員会の委員が中心となり運営しています。

新人看護師教育は、中小規模病院で限られた人員のため、教育委員、新人看護師指導者会、師長会、看護部管理室が一緒に行っています。新人看護師を育てることで、教育にかかわる看護師自身が成長できることを目指しています（表Ⅱ-11-2）。

D 管理者研修：勤務管理

管理者研修については、大分県看護協会の研修と院内研修を受講してもらいます（表Ⅱ-11-3）。また、働きやすい職場環境づくりのため、「夜勤・交代制勤務に関するガイドライン」（日本看護協会）を参考資料として、管理者が勤務表作成において何を重視すべきかを学びます。2020 年には、仮想病棟を設定し、師長と主任一人ひとりに勤務表を作成してもらい、評価をフィードバックしました。ガイドラインに沿った項目を入れた勤務表作成時のチェック票（表Ⅱ-11-4）を作成し、看護師の負担軽減を図っています。

勤務管理の研修受講によって、患者の安全と看護の質を確保すること、スタッフが働きやすい勤務表を作成することの重要性がわかり、チェック票はとても参考になっているという意見を聞いています。

2 私を成長させた看護師長としての経験

A 副主任への昇進

私（姫野）は看護学校卒業後、市街地から離れた 100 床未満の地域医療を提供する前職場に入職しました。その後、病院は地域の中核病院としての役割を担う 200 床未満の二次救急病院となりました。

入職時に配属されたのは 30 床ほどの外科病棟で、外科だけでなく、他の診療科患者も受け入れていました。昼夜問わず救急車の受け入れや緊急手術があり、病床稼働率は

表Ⅱ-11-1 2021年度の帰巌会看護部教育計画

教育目標	①看護実践能力を高める（看護技術） ②学んだことを現場で活かすことができる	
	研修内容	**研修目標**
5月・6月	看護補助者の研修	・看護補助者と看護師の役割が理解できる ・看護補助者としての基本的な知識・技術を学ぶ
7月・8月	看護必要度	・重症度、医療・看護必要度の必要性が理解できる ・重症度、医療・看護必要度の記録が正しく書ける
9月	急変予測と救命救急場面の対応	・急変を予測するための視点を学ぶ ・救命救急場面におけるリーダーシップについて学ぶ
10月	ケアの受け手の状況に応じたフィジカルアセスメント	・医療面接やフィジカルアセスメントを含む意図的な情報収集の重要性と方法が理解できる ・情報を統合して優先度の高いニーズを判断する方法が理解できる ・根拠を明確にした的確な報告の必要性と方法が理解できる
11月	看取りにおける尊厳の尊重と苦痛の緩和	・看取りのプロセスにおける尊厳の尊重や苦痛の緩和、コミュニケーションを学ぶ
12月	ケアの受け手の状況に応じたフィジカルアセスメント	（前掲）
1月	急変予測と救命救急場面の対応	（前掲）
	看取りにおける尊厳の尊重と苦痛の緩和	（前掲）
	ケアの受け手の状況に応じたフィジカルアセスメント	（前掲）
	日常生活場面で理解する看護職の倫理綱領と看護業務基準	・免許によって看護を実践する権限を与えられた看護職として、社会的な責務を果たすうえで、法、倫理綱領、看護業務基準は拠り所であることを理解する
2月	看取りにおける尊厳の尊重と苦痛の緩和	（前掲）
	日常生活場面で理解する看護職の倫理綱領と看護業務基準	（前掲）
3月	新人看護師発表会	

表Ⅱ-11-2 帰巌会新人看護師の院内教育

	項目
4月	看護部オリエンテーション・看護技術研修（採血・食事介助）
5月	看護技術研修（導尿・吸引）
6月	BLS
7月	危険予知トレーニング
8月	フォローアップ研修
9月	多重課題シミュレーション
10月	看護倫理（オンデマンド研修）
11月	臨床推論
12月	看護過程
1月	基本的看護技術の振り返り
2月	「心に残った看護」の発表

100％を超える多忙な部署で、業務をこなすのに精一杯の毎日でした。

3年目に副主任に昇任しましたが、当時の上司に昇任の話をされたときの記憶がなく、「え、私が副主任……」と思ったことを覚えています。今振り返ると恥ずかしいのですが、「しっかりしなければ」と思いつつも、**管理者として「こうしていこう」などとは考えていませんでした。**

直属の上司は、「看護の質」を大事にしている方で、折に触れ、患者ケア、看護師の役割、教育の大切さについて話してくださいましたが、当時は若く、「共感する自分」と「（忙

表Ⅱ-11-3 大分県看護協会の管理者研修および院内研修

年度	研修名	概要
2019年	マネジメントラダーを理解し自己の管理能力向上に活かす 次世代の育成	自己の管理能力を評価し、課題達成に向けて具体的な行動計画を立てることができる ポジティブマネジメント
2020年	師長・主任研修	1. 組織管理能力　　2. 質管理能力 3. 人材育成能力　　4. 危機管理能力 5. 政策立案能力　　6. 創造する能力
	問題解決能力を高める	問題解決のステップ1〜7
	問題解決事例検討（毎月1回。みえ病院・臼杵病院それぞれで）	主任や師長が抱えている問題を1事例取り上げ、事例検討
	勤務管理	勤務表作成基準・仮想病棟の勤務表作成
2021年	問題解決能力の向上	毎月事例検討

表Ⅱ-11-4 勤務表作成時のチェック票

部署名( )( )月		
1	各勤務帯の必要最低人数をクリアしている	
2	各勤務帯にリーダーがいる	
3	終了時刻と勤務開始時刻の間隔は11時間以上	
4	夜勤連続は2回以内	
5	連続勤務日数は5日以内	
6	月に1回以上は土・日連続休み	
特記事項		

しいのに、と）反発する自分」がいたように思います。

しかし、新人時代のこの上司との出会いと教えが私の根底にあり、その後ともに働いたスタッフや、看護師長、看護部長をはじめとする方々との出会いとご指導、そして経験からの学びが、管理者としての今の自分を形成していると感じています。

B 結婚・出産・一時退職を経て、主任・師長へ

副主任となった1年後、結婚・出産を機に

いったん退職し、5年後にパートとして前職場に再就職しました。外来勤務と新事業立ち上げに携わり10年後に病棟勤務へと戻り、1年後に主任、その6年後の46歳のときに看護師長となりました。

主任から師長となった部署は58床の外科病棟で、3年間主任として勤務していましたので、師長である自分とスタッフとの関係性はできていると思っていたのですが、これは間違いで、「師長になったばかりだから」という思いが双方にあり、**馴れ合いの関係**であったというのが正しかったと思います。

C 新しい部署への異動

①新任の師長・主任の配置

そんな中、師長昇任からわずか半年後に、いくつかの問題を抱えている部署へ、年度途中で異動することになりました。師長としての経験も浅く、未熟な自分に何ができるのかと、異動までの数週間は悩みました。不安から不眠にもなりましたが、この部署での師長としての経験が、貴重なものとなりました。

異動後まず感じたのは、異動前の部署と**同じようにスタッフに話しても、伝わらない**ということでした。前部署では私の人となりや

看護観を周囲が理解してくれていたことと、「師長になったばかりだから」と、師長としての能力評価基準をスタッフが下げてくれていたのだと思います。

当たり前ですが、新しい部署のスタッフは私を師長として見ており、能力評価基準も下げていませんので、**師長という管理者としての言動**を、正しく評価されたのです。

また、新部署では私の異動と同時期に主任の退職が重なっており、新たな主任2人の配置がありました。部署経験が長く昇任したばかりの主任と、他部署から異動して昇任した主任という人事でした。これは、**変革を目的に新しい風を吹かせるべく考えられた人事**でもありました。

この人事には、私自身も不安がありましたが、主任2人をはじめスタッフたちも同じだったと思います。

②個別面接でスタッフの思いや看護観を聞く

当時から目標管理として年3回の個別面接をしていましたが、異動後すぐ、目標面接とは別に、個別の面接を実施しました。これは今でも異動後に必ず実施しているのですが、私生活も含めて今おかれている状況に対する思いや看護観を聞くことで、**スタッフの「人となり」を知る**ことと、**私自身を知ってもらう機会**と考えています。スタッフは緊張感から、構えて面接に臨んできますが、この面接を実施することで、その後のコミュニケーションがとりやすくなり、必要な支援がしやすくなります。

当時、管理者が同時に3人も替わったことで、スタッフたちは一歩引いているといった雰囲気でした。その雰囲気が最悪の状況にまで進み、一転して、改善につながった出来事がありました。

③脳腫瘍の術後患者Aさんとの出会い

Aさんは他院で脳腫瘍の手術をした女性で、残された時間を自宅で過ごす準備をするために、自宅に近い前職場に転院されてきました。ご主人は毎日朝、昼、夕と面会に来られる、とても献身的な方で、面会時には、元気だった頃のご夫婦のことや、2人のお子さんが独立して別に暮らしていること、自宅に帰ったときの準備の進捗状況などを楽しそうにお話しくださいました。

しかし、転院時にはADLが軽介助レベルだったAさんは、在宅療養に向けた準備をする間にあっという間にADLが低下し、寝たきりの状態となっていきました。意識レベルも低下し、声かけへの反応も乏しくなりました。主治医から余命1〜2カ月と説明を受けたご主人は、ほぼ自分ひとりでの介護となるため、この状態での在宅介護は困難であると大変残念がり、落胆していました。私は、自宅退院への準備・支援が早くできなかったことに対して悔やみました。受け持ち看護師は卒後2年目であり、指導とサポート体制が不足していることの問題も感じました。

④ご主人の願いをサポートしたい

ご主人の目標だった在宅介護は叶いませんでしたが、残された時間でAさんとご主人にできることがないか考えていたところ、ご主人が「もうすぐ誕生日なんです。自宅でお祝いできたらよかったんですがね」と話されたことから、ご家族がお祝いをすることのサポートができないかと思いました。受け持ち看護師に提案したところ、「何をするんですか?」といった反応で、前向きな言葉が聞かれなかったことに、このときは正直**落ち込み**ました。

しかし、主任たちにこの提案を伝えたところ、1人は前向きに「やりましょう」との反応、

もう1人は「いいことだとは思いますが、Aさんだけにするのはどうなんでしょう。入院患者さんはほかにもいるし、不公平はないでしょうか」という反応でした。

前部署でもこのような事例があり、受け持ち看護師を中心にご家族とサプライズ企画を用意し、病棟全員が協力して他部署を巻き込み実施した経験があっただけに、その**反応に戸惑いました**が、このような考え方もあるんだと思いました。

Aさんへのかかわりを通して、受け持ち看護師としての役割や、皆が協力して一つのことを成し遂げる達成感を経験してほしいと思い、私はスタッフへ誕生日祝いのサポートを考えていることを伝えました。スタッフの反応は、主任たちと同じように半々に分かれましたが、役割を分担して誕生日会の準備に取りかかりました。準備中も不満を漏らすスタッフがいましたが、無理強いはしないようにしました。

当日はAさんのお子さん2人も来院し、誕生日会が行われました。お子さんが準備したケーキとプレゼント、病棟からは手作りのささやかなプレゼントを渡しました。家族4人そろってお祝いができたことをご主人はとても喜んでくださり、「この計画を提案してもらってありがとうございました」と言われました。

そして、このときには、話しかけても認識できない病状であり、ケアの際に看護師が声かけをしても反応がなかったAさんが、お子さんやご主人の声かけで涙を流し、軽く頷く仕草があったのです。このことに対しても、ご家族は大変喜んでおられました。**人の生命力と家族の絆と力に、改めて感動した場面**でした。

⑤患者家族の喜びが、看護の楽しさややりがいにつながる

Aさんの反応とご家族の喜ぶ姿に、この提案に前向きではなかったスタッフたちの態度が少し和らいだのを感じました。さまざまな思いがある中、皆で取り組んだかかわりが、患者さんとご家族の喜びや満足につながるという成果となり、看護の楽しさややりがいを感じてくれたのだと思いました。

私がスタッフへ提案したときの、黒い雲が立ちこめているような最悪の雰囲気から、明るい陽が差し込み始め、一歩引いていた**スタッフたちとの距離が縮まってきた**のを実感しました。このときの受け持ち看護師は、3年目に行われる事例発表でAさんとのかかわりを発表しました。

受け持ち看護師、主任、スタッフたちに、誕生日会の提案をしたときの反応から、推し進めてよいものか悩みましたが、結果的によい方向に導くことができて安堵しました。

3　看護管理者として学ぶということ

A　必要不可欠な研修での学び

当時の看護部長や先輩師長たちを見習うには、私には**管理者としての勉強**が必要だと感じていました。看護部長のすすめもあって、認定看護管理者教育課程ファーストレベルを受講し、2年後には同セカンドレベルを受講しました。

管理をしていくうえで**現場経験**はもちろん大切ですが、看護管理者としての基本的な知識・技術・態度を養い、現場で問題解決や組織運営を実践するには、**研修での学びは必要不可欠**だと思います。

マネジメントの考えとして、フローレンス・ナイティンゲールの『看護覚え書き』には、

小管理について次のように記されています。「あなたがその場にいるときにあなたがすることが、あなたがその場にいないときにもなされるようにする」また、「『責任を持つ』とは、あなた自身が適切な処置をとるだけではなく、他の誰もがそうするように見届けること、そして誰も故意にせよ知らずにせよ、このような処置を妨害したり阻止することがないように見届けることである。それはあらゆることをあなた自身がすることでもなければ、たくさんの人々をそれぞれの任務に割り当てるということでもない、一人一人が自分に割り当てられた任務を行うのを確実にすることである」[2]とあります。

　私が師長になる前から、多忙と人員不足という理由から、師長が日々のリーダーとして働いており、それが当たり前の組織風土でした。他の病院で勤務したことのない私は、師長とはそういうものだし、スタッフの忙しさを少しでも減らせれば、と行動することがありました。しかし、それは**スタッフのためになっていない**こと、管理ではないことを、研修を受講したことで認識させられました。

　日本看護協会の「看護にかかわる主要な用語の解説」には、「看護管理者の機能は、看護職のもつ能力が有効に発揮され、直接の業務が円滑に遂行され、24時間最良の看護が提供されるよう、組織の系統、権限及び責任を明らかにし、人事・設備・労務環境を整えることである」[3]と記されています。看護の質の向上と維持のために**組織化を図る**こと、**自律した人材を育成**していくことが私の責務だと、自分自身に言い聞かせています。

B 管理者だから味わえるもの

　初めて師長になった頃はうまくいかないことだらけで、「どうして引き受けたんだろう、

師長になりませんと言えばよかった」と、後悔の思いに押しつぶされることが多くありました。年数が経つに従い、スタッフから「師長が上司だから頑張れる」「看護が楽しい」などの声を聞き、スタッフの成長を身近で感じられること、患者さんから感謝されることなど、**管理者だからこそ味わえる楽しみや喜び**も徐々に多くなりました。

　もちろん今でも落ち込むことはありますが、何においても「ケ・セラ・セラ」の精神で日々を過ごしています。

C 新たな場所での再挑戦

　2022年に、長年勤務した前職場を退職し、以前一緒に働いていた看護部長がおられる臼杵病院へ入職しました。開院6年目で、地域医療を提供している病院です。地方の立地と、63床という小規模な病院のため新卒看護師の入職はほとんどなく、中途採用者が多くを占めています。さまざまな卒後教育を受けた看護師が混在し、チームとして働いています。

　2021年度まで、管理者不足のために師長が2単位の部署を兼務、また、看護部長が師長を兼務といった組織体制だったものを、2022年度は各部署単位に師長を配属し、看護の質の向上と看護部の組織強化を目標としています。

　私は外来師長として配属されました。外来スタッフ数は私を含めて6人という少人数で、主任はいません。入職前に看護部長から、配属先と、主任が不在であることを聞かされたときは、初めての転職と慣れない環境の中で部署運営していくのに、相談相手になってほしいタッグを組む主任がいないことは大きな不安材料となりました。

　しかし、外来スタッフが温かく迎えてくれたことと、看護部長のフォローで入職前の不

安は和らぎ、前進していく意欲に変わりました。

現在、入職して4カ月が経ち、現場にも慣れ、少しずつ部署の問題と課題に取り組んでいます。**地方の小規模病院**ゆえのよさもありますが、組織としてはまだまだ成長段階にあり、多くの課題があります。今までの経験を活かし、看護の質の向上と組織強化に向けて力を注いでいくと同時に、自分自身の成長にもつなげていきたいと思っています。

私が師長になった当時の看護部長が、管理には次の3つが大切だと、ご自分の経験を交えて師長会などの場面で話してくださいました。

「日々、問題解決」
「管理者として毅然とした態度で対応する」
「スタッフを褒める」

本当にその通りだと、当時から日々感じてきましたし、これからも胸に留めて、管理者として頑張っていきたいと思います。

4 看護部長の視点

私（甲斐）は認定看護管理者となり6年が経過しました。看護管理を実践する中で大切にしてきたことは、フロレンス・ナイティンゲールの言明の第1章の定義です。

「看護がしなければならないことは、自然が患者にはたらきかけるように最善の状態に患者を置くことである」[4]

「看護が意味すべきことは、新鮮な空気、光、暖かさ、清潔さ、静かさの適切な活用、食物の適切な選択と供給——そのすべてを患者の生命力を少しも犠牲にすることなく行うことである」[5]

実践を通して患者（利用者・入居者）の命を守

り、暮らしを支えることができる看護師を一人でも多く育てていきたいと考えています。

2021年11月、私は帰巌会みえ病院の看護部長を担っていましたが、法人の統括看護部長より、翌年1月の臼杵病院への異動を伝えられました。その後、姫野さんより、以前私も26年間働いていた前職場を辞めると聞きました。姫野さんの看護に対する思いの深さと、管理者としての教育も受け経験豊富であることを理解しており、縁あって10年ぶりに一緒に働くことになりました。

現在、外来師長と感染対策委員会の副委員長を担ってくれています。これまでの経験を活かし、現状把握からあるべき姿に向けて意図的に職員へかかわって、組織の変革に大きく貢献してくれていると考えています。地域の小規模な病院であっても、患者、家族、職員にできることはたくさんあると私は思います。姫野さんが入職時に法人の広報誌に書いていた、「誠実であること」「これは、患者さんにはもちろんですが、職員や自分に対してもです」という言葉が、私にはよい響きでした。組織は管理者でも大きく変わることを実感していますので、この所信表明を大切に、看護師としてお互い一緒に楽しみながら働いていきたいと思います。

引用文献
1）日本看護協会：看護職の倫理綱領. 2021.
2）フロレンス・ナイティンゲール著, 小玉香津子・尾田葉子訳：看護覚え書き（新装版）. 日本看護協会出版会；2019. p.35, 44.
3）日本看護協会：看護にかかわる主要な用語の解説. 2007. p.38.
4）前掲書2）. p.161.
5）前掲書2）. p.2.

参考文献
・井部俊子・中西睦子監修：看護管理学習テキスト第1巻. 日本看護協会出版会；2010.

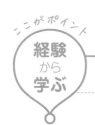

組織文化を変える管理者のかかわりで、スタッフの意識改革を促す

　執筆者の姫野さんは、2022年から病床数63床の病院で外来師長をされています。それまでは、他法人の病院で総師長まで務められました。本事例は主に「前職場」での看護師長としての経験と自身の成長、スタッフの変化について執筆されています。

　姫野さんは記述の中で、歴史のある医療法人施設で働く職員の「変わらない意識」に触れています。私自身の経験を顧みても、**組織文化**から生まれる「職員の変わらない意識の根強さ」を感じたことがあります。組織文化とは「組織成員が生み出し、共有している、価値観・信念・哲学・考え方・規範など」[1)]とされており、組織文化は目には見えにくいが感じることができるといわれています。

　職員が培ってきた組織文化を変えるのは容易なことではないですが、姫野さんは機会を見つけては、職員の「**意識変革**」を試みています。たとえば、自身が異動した新しい部署ではスタッフとの個別面談を行い、互いの**コミュニケーション**がとりやすくなって、師長としての「思い」が伝わるようになりました。さらには、**入院患者さんとのかかわり方**について姫野さん自らアイデアを提示しています。それは、余命1～2カ月の脳腫瘍の患者さんのご家族の思いに寄り添った、サプライズのプレゼント計画でした。

　小澤は「人生の最終段階にある人の援助において『患者の思い』とともに『家族の思い』の援助にあたることが大切」[2)]と述べています。スタッフは、サプライズで実施したバースデーパーティで、患者さんとご家族の思わぬ喜びと感動を受けます。それが**スタッフ**の「**成功体験**」となり、**看護の創造性と楽しさ**を習得できたのではないかと考えます。

　ベナーは「看護師は、実際の看護師—患者—家族からなる関係の中で、良い人間関係やそうでない人間関係を経験することによって、人に対して効果的に距離を縮めたり離したりすることを学んでいる」[3)]と、経験から学ぶことの重要性を述べています。前出の小澤も「患者さん一人ひとりからの小さな発見」や「学び続ける姿勢」[4)]が臨床の現場ではとても大切だとしています。

　本事例は、**貴重な経験を共有する**ことによって、スタッフのケアに対する意識の変化と、看護師長とスタッフとの良好な関係構築につながった管理事例です。

（佐藤エキ子）

引用文献
1）井部俊子監修, 勝原裕美子編：看護管理学習テキスト. 第3版. 第4巻組織管理論. 日本看護協会出版会；2022. p.49-50.
2）小澤竹俊：死を前にした人にあなたは何ができますか？. 医学書院；2017. p.31-33.
3）井上智子監訳：ベナー　看護ケアの臨床知. 医学書院；2004. p.24.
4）前掲書2）. p.105.

私を成長させた認知症看護との出会い

—前向きな実践の積み重ねがキャリアアップにつながる

斎藤 誠●徳島県立海部病院看護局副看護師長／認知症看護認定看護師

大下安由美●同院看護師長

勝瀬昌代●同院看護局長

本事例のキーワード ▶▶▶ 　社会人経験 　認知症看護認定看護師 　キャリアデザインの3つの輪 　実践モデル 　氷山モデル 　トランジション

徳島県立海部病院 [2022年9月現在]

病床数：110床
診療科：8科
看護職員数：80人
看護管理者数：18人（看護局長1人、看護師長5人、
　副看護師長12人）
看護配置：急性期一般入院料1（7対1）、地域包括
　ケア病棟入院料1（10対1）
　※各1病棟が現在コロナ重点受入れ機関に指定さ
　　れ地域包括ケア病棟は休止中
平均在院日数：12.0日

1　施設概要

　徳島県立海部病院（以下、当院）は、徳島県南部にある110床の小さな病院です。「地域に寄り添い愛される病院」を病院理念とし、急性期医療、回復期医療、地域連携および訪問医療と、幅広く医療・看護を実施している地域の基幹病院です。

　この地域には、漁業や林業、農業といった第一次産業に従事してきた方が多く住まわれ、現在では高齢化や高齢者の単身世帯の増加など、一般的な社会的問題と同様の課題が浮き彫りとなっています。

　地域の人口減少や高齢化率などの数値をみると、一見寂しそうに思えますが、サーフィンをはじめ、釣りやダイビング、キャンプ場などのレジャースポットがたくさんあり、都会からその自然に魅せられ移住する方も多く、賑わいがあります。そして、何よりこの豊かな海と山による温暖な気候のように、患者さんやスタッフも優しく温かい人が多いと感じています。日常の患者さんとの会話でも、阿波弁の温かい言葉を聞きながら看護を行っています。

　小さな病院ですが、自分が得意とする高齢者看護について、自組織に対して**ケアの提案**を行ってきた結果、スタッフが患者さんと向き合うことが少しずつ増え、患者さんの笑顔を多く見ることができていると実感しています。急性期疾患を抱える患者さんにとって、つらい検査や治療、安静を強いられる中で、少しでも笑顔を見ることができると、いい仕事ができたかなと感じています。

　当院の管理者研修については**表II-12-1**を

	認定看護管理者 教育課程 ファーストレベル	認定看護管理者 教育課程 セカンドレベル	認定看護管理者 教育課程 サードレベル	医療安全 管理者研修
副看護師長	○	○	―	○
看護師長	―	○	○	○
看護局長	―	―	○	○
※その他、組織管理、質管理、人材育成、危機管理能力、政策立案能力、創造する能力等に関する外部研修を適宜受講				

ご参照ください。

2　これまでの経歴と看護への思い

A グループホームの介護士から看護師へ

　私（斎藤）は看護師になる前は、認知症対応型生活介護（以下、GH）において**介護士と**して働いていました。生活援助や日常の活動を通して、認知症の人のさまざまな症状を看ることができました。

　壁にスズメがたくさんいるのが見える幻視や、鏡の中の自分と会話をする鏡兆候、昔の話をすると落ち着く回想法など、当時は理論や専門的な知識がなくとも、さまざまな症状に触れ、ケアを知ることができました。今となっては、とても貴重な経験でした。

　急性期病院では、**患者さんの生活**が見えにくくなりがちなので、情報収集力や推察力が必須となってきます。GH での経験が、認知症の人のさまざまな生活を想像することにつながり、現在の仕事に活かすことができていると感じています。

　社会人を経て看護学校に入学し、卒業後は新規採用で当院とは別の県立総合病院に入職しました。2011 年、最初に配属されたのは精神科閉鎖病棟でした。看護学生時代は、先入観によるものか苦手意識があり、精神看護にあまり向いていないと感じていましたが、仕事ですから、患者さんと向き合うことにな

りました。

　精神科急性期や司法精神医療、身体合併症の看護、行動心理症状のある認知症患者さんの看護を行い、いろいろな経験ができました。**災害派遣精神医療チーム**（以下、DPAT）の隊員の活動なども行い、精神看護の面白さに気づくことができました。そのタイミングで異動の内示があり、のめり込みそうになっていた精神科看護から距離をおくことになり、いったん、精神科認定看護師への想いは封印しました。

B 認知症看護認定看護師へ

①専門性を発揮できる看護師になりたい

　現在、私は一般急性期病棟に所属し、**認知症看護認定看護師**として**認知症ケアサポートチーム**（以下、DST）の活動を主に行っています。

　私が認知症看護のスペシャリストを目指したきっかけは、精神科病棟で勤務していた頃、先輩看護師が認定看護師になったのを目の当たりにし、「自分も専門性を発揮できる看護師になりたい」と感じたことです。このような**動機づけ**はよくあることですが、もともと何か目標をもつことに生きがいを感じていましたし、自分の適性を踏まえると、ジェネラリストを目指すより、一つのことを突き詰めていくスペシャリストがよいのではないかと考えました。

②キャリデザインの３つの輪

2016年に外科系の病棟に着任し、その頃に参加した研修で一つの学びに出会いました。

「Will　やりたいこと」

「Can　やれること」

「Must　やるべきこと」

この、「**キャリアデザインの３つの輪**」を学んだことで、"Will＝認定看護師"、"Can＝高齢者看護"、"Must＝認知症看護"と整理することができ、当時悩んでいたことが腑に落ちたのを今でも思い出します。

もともとは精神科認定看護師になりたいと考えていましたが、自分が**おかれた場所での役割**を考え、これまでの経験を活かせる認知症看護認定看護師を目指すことにしました。院内の認知症ケアの改善に携わっていたこともありましたが、例の封印した想いが蘇ったわけです。当時の看護局長、師長、職場の先輩に推薦をいただき、認定看護師養成コースを受講することになりました。

③本当に認知症看護でいいのか?

受験することが決まってからも、「本当にこの分野でのスペシャリストを目指すべきなのか」「本当に認知症看護が好きなのか」と、葛藤は続きました。しかしこの気持ちは、病棟業務を終えた後に深夜まで受験勉強をすることができた数カ月のうちに軽減していき、この分野を極めることへの確かな思いに変わっていったと思います。

無事、養成コースに合格し、島根県ののどかな環境の中でコースの同期の仲間と認知症について学び、兵庫県の高度急性期病院で貴重な実習を行うことができました。半年間の単身赴任でしたが、家族の理解やサポートもあり、研修を有意義に過ごすことができました。

2022年、認定看護師としてのレベルアップに悩んでいる中で、副師長への昇格を聞かされました。副師長はよく「師長とスタッフとのつなぎ役」といわれますが、副師長としての職務を全うできるか不安しかありませんでした。

認定看護師養成コースの同期生で、すでに師長となっていた認定看護師仲間から、副師長時代が一番楽しいと聞いていましたので、緊張と自分への期待が半分半分でした。管理職としてはこれから携わる仕事が増えますが、現在も若手、中堅、ベテランの看護師と病棟業務で協働していますし、DST活動における各病棟との協働、さらに病院外での活動にも管理の視点は必要となりますので、しっかりと勉強していきたいと思っています。

3　私を成長させた臨床実践の経験

A 院内デイケアの開設

①身体抑制率の高さに驚く

2016年、私は精神看護から離れ、一般病棟に配属されました。その中で少し驚いたのが**身体抑制率**の高さでした。小さな病院ですが、地域で唯一の急性期救急病院であり、少人数のスタッフで昼夜を問わず緊急入院を受けていました。認知症の人や超高齢者が入院となるだけで、抑制を準備してしまう心理的な影響があるのではと考えました。

以前勤務した精神科看護領域では、身体合併症を有すると、抗精神病薬をいったん中止し、身体疾患の治療を行うことが多く、精神科病棟では身体抑制率がどうしても増加してしまう傾向を体験していました。しかし、一般病棟においても、せん妄や認知症看護に対

して、不適切なアセスメントをしてしまい、一律に抑制具を準備してしまうケースなどがありました。

当時は中堅看護師と呼ばれる年齢になってはいましたが、大先輩の前では、「前にならう」ことが多く、慣習に縛られている自分がいました。今となっては未熟な看護師で、患者さんに謝りたい思いです。また、夜間に患者さんが転倒することへの不安から、ナースステーション内で複数の患者さんを夜通し看るといった、看護師の身を削るような看護、患者さんの尊厳を重んじることができない看護が提供されてしまうケースもありました。

②課題を見つけ、自ら動く

身体抑制の問題は、急性期医療の課題の一つといわれていますが、そういったことに違和感を覚え、高齢者看護を突き詰めていく必要性を感じました。強くて優しい看護を目指していましたが、さらに強くて優しい看護をしたいと思いました。

抑制率の高さや、日中の過ごし方、夜間の睡眠薬の使用方法等に課題を感じていたなか、**院内デイケア**を開始しました。急性期治療が必要な状態でもあっても、楽しみや人とつながる場があってもよいと考えたからです。物も場所もなかったのですが、旧病院の狭いエレベーターホールにパーテーションを設置し、まずは始めてみることにしました。当時の師長と相談をしながら、一緒に行う仲間を探すよりも、**まず自分が動いてみよう**と考えました。

開設当初は患者さんと3人で、お花紙ピクチャー（**写真Ⅱ-12-1**）で鯉のぼりを作ったことを覚えています。院内デイケアを実施している病院に見学に行き、文献を読み漁り、当院に合う形を模索しました。小さな病院で患者さん同士の顔なじみも多いことから、認知症

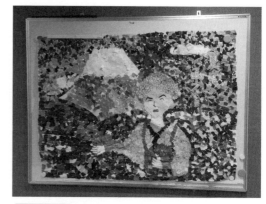

写真Ⅱ-12-1 院内デイケアの作品

の患者さんだけでなく、高齢患者さんも参加していただくかたちをつくりました。

当時の師長にやりたいことを認めてもらい、地道に活動を行うことで、徐々にスタッフからも協力を得ることに成功し、組織の中での活動にも少し自信がつきました。その後、院内デイケアを運営するスタッフも増え、患者さんの笑顔を見ながら過ごすことができました。

現在はCOVID-19の影響で病院・病棟機能も変化し、院内デイケアは休止中ですが、病棟が再編となった際には、再開したいと考えています。

B 院内のチームづくり

①「認知症ケアを考える会」の立ち上げ

院内デイケアの可能性を実感したちょうどその頃、当院で認知症ケア加算の算定が開始となりました。さらに、算定要件の対象となる研修を受けたことをきっかけに、「認知症ケアを考える会」を有志で立ち上げました。当初は看護局内のみの会でしたが、医師などにも問題提起し、多職種が参加する委員会に昇格しました。ここで、のちのDSTにつながる、サポート医、リハビリスタッフ、薬剤師、管理栄養士、社会福祉士による**チーム形**

成がなされました。当時の「認知症ケア加算2」の体制をとり、多職種による院内研修の企画や、院内デイケアを続けました。

②認知症ケアサポートチームの活動

その後、認知症看護認定看護師となり、2年目に院内のDSTの体制を再構築し、「認知症ケア加算1」の体制をとりました。毎週、多職種でカンファレンスやラウンドを行っています（**写真Ⅱ-12-2**）。

DSTとして、現在は3年目を迎え、徐々にですがケアの可能性がスタッフに伝わり、身体抑制ではなく、まずケア方法の転換を考えるようになってきました。認定看護師としても、DSTとしても、**組織横断的に活動を行い**、機動力をもって患者さんに対応できるように心がけています。

DSTにリンクナース制度を設け、各病棟に設置していますが、育成にはなかなかつながっていないのが現状です。今後はリンクナースの育成に力を注ぎたいと考え、全体で認知症看護の質向上を図りたいと思います。

C 活動の場を広げていく

①認知症の「家族交流会」への参加

DST活動2年目を迎え、院内ラウンドに明け暮れていた頃、院外に活動範囲を広げるため、地域包括支援センターが主催している**認知症の「家族交流会（オレンジ家族会）」**（**写真Ⅱ-12-3**）に参加することになりました。地域で暮らす認知症の人やその家族から、悩みや何気ない日常の話などを聞き、雑談からの家族教育や助言を行い、要望に応じて学習会を開催しています。

入院患者さんの看護とはまた違う、**個々に応じたケア**を本人や家族の目線で考え、日常の生活に沿うような答えが必要で、プレッシャーを感じるとともに、とても面白くやり

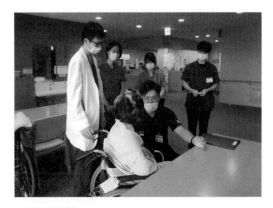

写真Ⅱ-12-2 院内ラウンドの様子

がいを感じました。

これは、スタッフへのOJT教育として活用できると感じたため、地域包括支援センターの職員や自病院の看護局長と交渉し、DSTメンバーの看護師や多職種スタッフも一緒に参加することにしました。地域で暮らす認知症の人やその家族の声を聴くことで、教えられることが多く、スタッフ教育につながっていると実感しています。

②「ものわすれ看護相談室」の設立

また、その家族交流会において、家族から「病院外にも相談できる窓口が欲しい」と要望をいただきました。この声が、そのまま現在の「ものわすれ看護相談室」の設立につながりました。コロナ禍で面会制限がかかり、電話での状況の聞き取りなどにとどまっていた家族看護ですが、この相談室を行うことで、認知症の人の反応や経過をみることができ、認定看護師としての役割の実感とモチベーションアップにつながっています。

また、院内での新たな取り組みとして、広報の手段や方法、外来予約枠との調整、院内の医師との情報共有を考える機会となりました。そして、何より認知症の人を支える家族との面談において、**認知症ケアの幅を大きく**考えさせられる機会となっています。

それまでは、院内での急性期医療と認知症やせん妄の対策に明け暮れていたため、自分にとって**視野を広げるきっかけ**にもなりました。予約制としていますので、勤務調整について師長の配慮を得て、ご家族とゆっくり向き合う時間となっています。今後も広報や周知方法を考慮しながら、地域住民に貢献できるようにしていきたいと考えています。

③心療内科リエゾンチームの形成

精神医療ニーズの高まりと、せん妄への対応強化のため、2022年度から新しい取り組みとして、精神科病棟で一緒に勤務した精神科医師とともに**心療内科リエゾンチーム**を形成しました。週一度の外来診療や病棟回診、カンファレンスを行っています。

精神看護への想いがここでまた一つ叶うこととなりました。現在の認知症看護と並行して携われることを幸せに感じています。

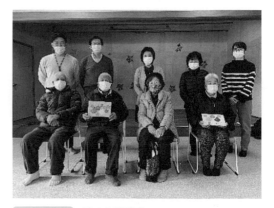

写真Ⅱ-12-3 オレンジ家族会
（後列左端が斎藤、右端がリンクナース、前列は家族会参加者）

D 何事にも前向きに挑戦する実践モデル

私は認定看護師になる前から、目の前の患者さんのため、そして組織に対して、今できることを**考え、提案し、実践して**きました。そのように行動できた理由を改めて考えてみると、一人の力より、チームの力、組織の力が必要だと考えたためです。

これまで、認知症ケアの経験において、組織を動かすことの楽しさを実感しましたが、反面、その難しさも十分に感じています。また、看護における実践や、ケア体制の構築の中で、数多くの失敗を経験してきました。キャリアを考える中で、異動も経験しました。

一つひとつの経験は、乗り越えるのが困難な壁のように見えましたが、しっかりと向き合うことで、結果として「自分を成長させたもの」になったと実感しています。

今後は認定看護師としての活動にプラスして、組織の中では副師長としての役割も求められます。単なるプレイヤーではなく、マネジメントする立場ですから、**ヒト、モノ、カネ、時間、情報の管理**をこれまで以上に意識していく必要があります。

認知症ケアにおける一つの考え方でもありますが、「人を変えることはできない」ため、「**自分が変わる必要がある**」と考えています。もともと、認知症の人が地域で楽しく生活を行うことが自分の認定分野の役割と考えていますが、何事にも前向きに挑戦をする**実践モデル**として、自分自身が副師長職を楽しみたいと考えています。

E 地域全体の認知症ケアの発展に向けて

スタッフから認定看護師になり、「自分のビジョンを実現する（過去の自分より成長する）」を一つの成功の定義とするならば、それは実現したことになります。しかし、それは上司からの承認の結果であり、同僚の協力や理解の結果です。

「名乗るから認定看護師なのではなく、周囲に認められてから、やっと認定看護師だといえる」との恩師からの言葉どおり、周囲から認められるような認定看護師や副師長にな

りたいと考えています。

　このビジョンはきっと終わることなく、これからも常に前向きにチャレンジし続けたいと思います。まずは患者さんから必要とされ、さらに病院から必要とされる存在を目指し、その先には地域で必要とされる存在を目指していきます。また、副師長として、病棟運営やチームナーシングの中でのスタッフ教育などを中心に院内の認知症ケア体制づくりを行い、さらに地域とのかかわりを重視して、地域全体での認知症ケアの発展に貢献したいと考えています。

4　看護師長の視点：認定看護師活動に対する応援

　斎藤副看護師長が認知症看護認定看護師として病棟で活動をする中で、私（大下）は病棟師長として彼の支援にかかわりました。活動は病棟から病院全体、そして地域へと、活動の場が広がっていきました。新たな取り組みを支援する中で、私自身も学びを得た体験をお伝えしたいと思います。

　斎藤副看護師長との出会いは2019年4月、私が副師長で異動したことで一緒に働くことになりました。彼は病棟スタッフとして一般患者のケアを行いながら、認定看護師としての活動を地道に行っている状況でした。私たちが所属していた病棟は、同年7月に地域包括ケア病床から地域包括ケア病棟に移行し、52床で、産婦人科、分娩も取り扱っていました。

　師長を含めた19人の看護師と、5人の看護補助者で構成され、看護体制は2-8体制*でした。地域に不足している回復期機能を確保し、在宅復帰に向けたリハビリ機能の充実を目指すことや、病床稼働率の向上、診療報

酬単価の引き上げによる収益改善を見込んでの転換でした。

　彼は認知症看護認定看護師として、病棟で認知症の勉強会や院内研修会を開催するなどしていました。院内デイケアを実施するために必要物品を準備し、担当者を決めてスタッフがかかわりやすいように仕組みをつくっていきました。当初の活動日は月に数日でした。

　2020年度に私が師長になってからは、「認知症ケア加算1」を取得するために本格的な支援を行いました。まず病棟目標の一つとして設定し、加算を取得するための課題をクリアにしていきました。最大の課題は、これまでは月2日程度であった活動日を週2日にすることでした。

　当院は県立の感染症指定病院であり、COVID-19患者の受け入れ病院です。2020年8月に急性期病棟がCOVID-19専用病棟へ、地域包括ケア病棟が急性期病棟へと変更になり、看護体制も2-8体制から3-8体制*になりました。そのため看護師は7人増、看護補助者は5人増の体制になりました。

　病棟スタッフに、「認知症ケア加算1」を取得する目的や認定看護師の活動日を確保することを理解してもらう必要がありましたが、「病棟が忙しいときには手伝ってほしい」「活動日にも患者を少し担当してくれないのか」等の意見が上がってきました。スタッフから出た意見から、どのような課題が隠されているのかを考えました。

　「認定看護師の活動が具体的にわからない」「地域包括ケア病棟は入院患者の高齢化や認知症があって手がかかるのに、夜勤は2人で

＊2-8体制とは、夜間は2人勤務で、1ヵ月に夜勤を8回までとすること。また、3-8体制とは、夜間は3人勤務とすること

しないといけない」「急性期病棟になってからは、夜間を含め緊急入院をすべて受け入れているので業務が忙しい」「手術件数が増加し、準夜帯にも術後患者を受け入れている」など、看護師の人数は増えても、業務が多岐にわたり多忙な状況がわかりました。

目標管理の面接を通じて一人ひとりの意見を聞きながら、どのような業務が負担なのか、改善してほしい点、また、病棟目標を踏まえた個人の目標についても聞き取りました。それと並行して、彼が活動しやすいように要望を確認し、師長として**業務の調整**を行いました。急激な病棟の変化に対しては、業務の統一化をするとともに業務改善を行い、認定看護師としての活動日を確保しました。

また、認知症の勉強会の開催や、気軽に相談できる環境をつくることを心がけました。DST活動も本格的に始まり、9月から加算取得することができ、認知症看護認定看護師として本格的に活躍することとなりました。地域の家族会に参加したり、「ものわすれ看護相談室」を開設したりと活躍の幅が広がっています。2022年度からは副師長としての役割も加わり、さらに成長を期待しています。

支援を行う中で、氷山の下に隠されている課題を常に考えることが大切だと感じました。マクレランドの「**氷山モデル**」は参考になる理論です。**状況認識の能力**を向上させ、課題を解決していくことが重要です。この能力を今後も高めていきたいと考えます。

5　看護局長の視点：キャリアデザイン再構築の過程でみえた個人の成長〜トランジションを支援して

当院の看護教育体制は、教育担当者1人を専任で配置し、県立3病院で統一されたクリニカルラダーを運用しています。小規模な病院で自院のみでは教育体制が不十分なため、他の県立病院の支援を受けている現状です。マネジメントラダーは運用できておらず、認定看護管理者教育課程ファーストレベル、セカンドレベル、サードレベルを受講し、知識・技術の習得に努めています。

新人副看護師長の斎藤は、社会人を経験してから看護師としてのキャリアをスタートさせています。また、組織間の異動、さらに認定看護師、副看護師長への昇格など、多くの**トランジション**を経験しています。それぞれの移行期において、個人の葛藤や挫折感、苦しみなどもあったと思いますが、それらをうまく乗り越え、現在、生き生きと活動できています。

異動当初は診療圏内の地域住民に馴染みが薄かった彼が、今では「認知症の相談は斎藤さんに」と、院内のみならず地域住民にとっても、なくてはならない存在となっています。

彼の異動直後、熊本地震が発生しました。前職場のDPATの一員として災害支援に参加し、支援終了後、現地での経験を発表してくれました。「芯のしっかりした寡黙な青年」これが、彼に対する私（勝瀬）の第一印象です。精神科領域で活躍するスキルがあり、そのスペシャリストを目指すというキャリアビジョンをもちながら、精神科のない当院へ配置となったことは、少なからず心的な変化を起こしていたのでしょう。なぜなら、異動直後の彼は「常に前向き、業務を開拓し、飛び込み、チャレンジする」という今の印象とは少し異なるからです。

「海部病院に異動してきて、一定期間ただ勤務しただけの人で終わりたくないんです」本人から聞いた、印象的な言葉です。では、これにどのように応えられるか……。当時、

他部署の師長であった私は、漠然と考えるのみで具体的な支援にまで思いを馳せることはできませんでした。

ほどなくして、「認知症デイケアを実施したい」という声が聞かれました。スタッフからの提案は大事にしたいと、担当師長はこの意見を尊重していました。「できないではなく、どうすればできるか」と前向きな検討を重ね、「まず1回やってみよう」と実践につなげていきました。その結果、患者の笑顔や感謝の言葉という素晴らしい対価を得ることができました。小さな活動の輪がいくつも発生しては、病棟から院内へと広がっていきました。デイケアからミニコンサート、作品展など、一つの目標に向かって皆で取り組む活動は、院内の活性化にもつながりました。

このような日々の看護実践の中で、彼自身が自分のキャリアを振り返り、「高齢者看護が好きだ」ということに気づき、認知症看護認定看護師という新たなキャリアビジョンを描くことができました。

人生は安定期とトランジション（移行期）の繰り返しであるといわれています。何かが「終わり」、終わりでも始まりでもない「ニュートラルゾーン」を経て、新たな「始まり」に向かう、これが繰り返し起きる、これがトランジション理論です。

彼の場合、組織間異動が「終わり」にあたると思います。異動直後の寡黙な印象の青年は、立ち止まり心の葛藤と向き合う姿だったのでしょう。そして「ニュートラルゾーン」で自分が経験していることと目指す看護とのギャップに悩み、考え抜くことで、キャリア

ビジョンの再構築ができ、「新たな始まり」に向かうことができたと考えます。

私たちは、トランジションを意識して支援できたわけではありませんでした。大切にしてきたことは、「スタッフの意見は前向きにとらえる」「組織でビジョンを共有しベクトルを合わせる」「どうすればできるのか、一緒に考える」の3点でした。

トランジションにあるスタッフに必要な支援として、松田は、「ニュートラルゾーンを十分に味わい、そこに丁寧に付き合うことが本人の成長の支えになる」[1]と述べています。私たちが支援するうえで大切にしてきた3点は、この「丁寧に付き合う」につながっていると考えます。温かく見守り、組織で実践をサポートする雰囲気をつくることで、彼自身が新たな自分に気づくことができました。さらに、相手の立場になって物事を考えることができる、周りからの厚い信頼を得るなど、看護師としてだけでなく、人としても大きく、頼もしく成長しました。今後は、自分の経験を糧とし、後輩の育成にも尽力してもらえると期待しています。

引用文献
1）松田香織：自身の経験から学んだ，トランジションにあるスタッフの支援．看護管理．2021；31（4）：295-297.

参考文献
・山本治美：研修×実践で形成する看護管理者としてのレディネス．ナーシングビジネス．2020；14（9）：820-823.
・保田江美：副看護師長（主任）を育む1．看護管理．2021；31（3）：188-191.
・保田江美：副看護師長（主任）を育む2．看護管理．2021；31（3）：192-196.
・保田江美：副看護師長（主任）を育む3．看護管理．2021；31（3）：197-204.
・勝原裕美子：トランジション理論と人材育成への活用．看護管理．2021；31（4）：282-290.

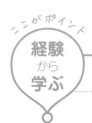

ここがポイント 経験から学ぶ

動機づけとワークエンゲイジメントでキャリアアップを実現

　本事例は、地域の基幹病院として機能している県立病院の事例です。執筆者の斎藤さんは、**自身が描くキャリアプラン**を着々と実現させており、その成功例をわかりやすく紹介しています。介護士から看護師の道へ、一般急性期病棟の看護師から認知症看護認定看護師、そして副看護師長へと順調にキャリアアップしています。

　執筆内容から、そのエネルギー源となっているものが関心を惹きます。斎藤さんは「もともと目標をもつことに生きがいを感じている」と述べており、その**意欲が強い動機づけとなって、エネルギーに結びついている**ものと推察できます。

　マグレガーの**動機づけ理論**に「X理論」「Y理論」があります。この理論はマズローの欲求段階説を参考にしているといわれており、斎藤さんの場合はどちらかというと「Y理論」に重ね合わせることができます。「Y理論」のとらえ方は、「自分から貢献したいと思う目標のためには進んで自分にムチ打って働く」「進んで責務を引き受けようとする」[1]等の行動特性があるといわれています。何事にも果敢に挑戦している様子から、「Y理論」タイプのように見受けられます。

　さらに、**ワークエンゲイジメント**の概念からも注目できます。ワークエンゲイジメントとは「仕事に誇りをもち、仕事にエネルギーを注ぎ、仕事から活力を得て生き生きとしている状態で活力・熱意・没頭によって特徴づけられている」[2]という概念です。また、本事例では**看護師長と看護局長からの支援**も述べられています。看護管理者としてスタッフのエンゲイジメントを高める環境づくりに尽力されていることがうかがえます。キャリア開発は仕事を通しての能力開発であり、それは決して個人の頑張りや努力だけでなされるものではなく、組織（上司）の支援があってはじめて達成できます。それを示す好事例だと思います。

　斎藤さんは認知症看護認定看護師の傍ら、副看護師長としても活動されています。日本看護協会の調査で「認定看護師（n=3705）の54.5%が中間管理職の職位にある」[3]ことがわかりました。今後も中間管理職の立場を活かしながら、認知症看護認定看護師としての幅広い活躍を期待したいと思います。　　　　　　　　（佐藤エキ子）

引用文献
1）井部俊子監修, 勝原裕美子編集：看護管理学習テキスト. 第3版. 第4巻組織管理論. 日本看護協会出版会；2022. p.25-26.
2）撫養真紀子：エンゲイジメントの高い組織をつくる. 看護管理. 2021；31(6)：470-475.
3）日本看護協会：「2022年度専門看護師・認定看護師に対する評価・処遇に関する調査」報告書. 2022. p.18.

終章

看護実践における省察と
今後の看護管理への期待

看護実践における省察と
今後の看護管理への期待

佐藤紀子 ● 東京慈恵会医科大学教授

1 実践と理論

　本書で紹介した12の実践例は、どれも組織論や看護論、そして看護管理学の知識体系を用いた内容でした。「実践─理論─実践」という、現場ならではの往還と、学び続けることに関するさまざまな理論を枠組みに用いながら書かれています。

　そして、理論を現実に当てはめるということではなく、執筆者がおかれた状況の中で、その状況に向き合い、さまざまな理論を時に意識化し、意図的に分析の枠組みに使いながらの実践報告でした（**図Ⅲ-1**）。

　この章では、改めて5人の先人たちの著作を通して、その理論の一部を紹介しながら、実践例の中で述べられている「実践の意味」を考えてみたいと思います。

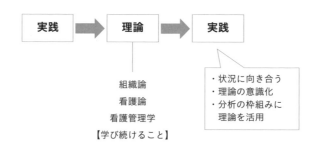

図Ⅲ-1 実践と理論

2 『専門家の知恵－反省的実践家は行為しながら考える』

（ドナルド・ショーン著，佐藤学・秋田喜代美訳，ゆみる出版；2001）

　　ショーンのこの著書には、「反省的実践家は行為しながら考える」という副題がついています。実践例のコメントでも使わせていただきました。

　　ショーンは、専門家像として、「技術的熟練者」と「反省的実践家」という2つを対比させて論じています（**図Ⅲ-2**）。技術的熟達者は「現実の問題に対処するために、専門的知識や科学的技術を合理的に適用する実践者」であり、反省的実践家は「専門家の専門性とは、活動過程における知と省察それ自体にあるとする考え方であり、思考と活動、理論と実践という二項対立を克服した専門家モデルである」（同書 p.214）としています。

　　「活動過程における知」とは、行為の中にある知であり、行動として具現化されているということになります。頭の中にある理論を使うというやり方ではないということです。

　　看護管理の機能は、看護実践を支え、看護実践を牽引することだと思います。この機能を人に置き換えると、**看護管理者は看護師を支え、看護師の行う看護実践を承認し、助言し、時に率先して実践に参加**しています。そして、変化する社会の中にある「実践」という営みには、常に想定外のことが起こります。

　　私の記憶にあるのは、1995年の阪神・淡路大震災と、地下鉄サリン事件です。第二次世界大戦以降、復興と経済的発展で比較的元気な時代を過ごしていた頃に、これからの世界の変化を体感したように思えます。

　　その後も、災害や紛争、暴力や虐待、貧困や社会的孤立の問題が次々と突き付けられました。そして、2020年には新型コロナウイルス感染症が蔓延し、保健医療福祉もこれまでとは全く異なる次元の対応が求められています。

　　私たちの目の前には、あまりにも次々と大きな課題が出現しています。その中にあっても、看護師が働く医療現場は、足を止めることは許されず、今も過

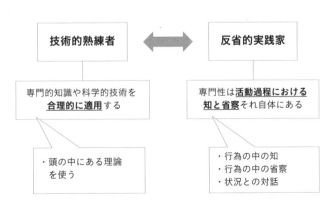

図Ⅲ-2 ショーンの理論

酷な日常を強いられています。

このような想定外の出来事が起きても、看護職はこれまで培った実践知をもとに、なすべきことを確認しながら学び、挑戦を続けています。

反省的実践家の知をとらえる鍵は、「行為の中の知（knowing in action）」「行為の中の省察（reflection in action）」「状況との対話（Conversation with situation）」です（同書 p.214）。このことは、後述するベナー（P.Benner）の著書『ベナー　看護ケアの臨床知―行動しつつ考えること』のタイトルにもなっているように、卓越した看護実践とも深い関連があります。

看護師が看護管理者になるという変化の過程は、途切れることのない実践の連続としてとらえることができます。

実践編「7」のコメントで紹介したジョン・デューイは、教育学の父ともいわれる哲学者です。デューイは「反省的思考（reflective thinking）」の概念を提示しており、この概念をショーンが専門職の実践に位置づけたと考えられます。ショーンのこの理論では、看護師や教師、ソーシャルワーカー等の専門職養成を行う分野において、研究の蓄積がなされていることに言及されています[1]。

対人援助職として位置づけられる看護職は、専門職としての地位を獲得するまでにも、経験から学び、実践の中で考え続けていたのだと思います。

---

3 『状況に埋め込まれた学習―正統的周辺参加』
（ジーン・レイブ著，佐伯胖訳，産業図書；1993）

私が看護師（当時は看護婦でした）になったのは、1974（昭和49）年ですから、看護師として50年近くの歳月が流れました。私が看護学生として学んだ頃は、「看護学」という言葉はなく、今から思うと、**私は看護学ではなく「看護婦の仕事」を学んでいた**のだと思います。

当時は看護管理という言葉もなく、『婦長必携』[2]という書籍があったことを朧げに覚えています。つまり、私は看護婦の仕事を、徒弟制度の中で先輩たちから学んでいましたし、婦長たちは看護婦たちのリーダーとして『婦長必携』を読みながら看護管理の礎を作っていったのだと思います。

レイブは徒弟制度について言及し、その意味を学問的に解説しています。徒弟制度では、親方から弟子が学ぶ、そして多くの場合、親方は言葉を用いず、親方の行動を見て弟子たちが模倣しながら学び取ることが特徴です（**図Ⅲ-3**）。

これは古い考え方で、現在では用いられていないのかというと、そうではないことに気づかされます。レイブの著書の中の「状況に埋め込まれた学習」とは、状況の中で学ぶことを超えた概念であり、「学修を必須の要素とする社会的実践への関りを記述する正統的周辺参加の考え方に拠る」と書かれています（同書 p.9）。

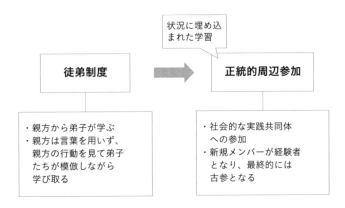

```
              ┌──────────────┐
              │ 状況に埋め込 │
              │ まれた学習   │
              └──────┬───────┘
                     │
┌────────────┐   ┌──┴──┐   ┌────────────┐
│  徒弟制度  │ ➡│     │   │ 正統的周辺参加 │
└────────────┘          └────────────┘
```

┌──────────────────────┐   ┌──────────────────────┐
│ ・親方から弟子が学ぶ │   │ ・社会的な実践共同体 │
│ ・親方は言葉を用いず、│   │   への参加   │
│   親方の行動を見て弟子│   │ ・新規メンバーが経験者│
│   たちが模倣しながら │   │   となり、最終的には │
│   学び取る   │   │   古参となる   │
└──────────────────────┘   └──────────────────────┘

図Ⅲ-3 レイブの理論

　「正統的周辺参加」とは、社会的な実践共同体への参加の度合いを増すことであり、新規の参入者が経験あるメンバーとなり、最終的には古参となる過程をとらえた表現です。看護師が看護管理者となり、役割を果たす過程も然りであると思います。

　看護実践に限られたことではないと思いますが、**人と人との相互作用が実践であるとするならば、実践とは社会的な営みです。**今回の実践例に書かれた内容にも、自分が意図することを発言したときに、それを受け止める**他者（看護師や同僚、上司）のさまざまな反応が、言葉として、あるいは態度として各人の実践に関与**しています。言葉だけではなく、その場のニュアンスや自分への期待や励まし、時には反発があったから実践が変化していったと考えています。

4　『マネジャーの実像─「管理職」はなぜ仕事に追われているのか』

（ヘンリー・ミンツバーグ著，池村千秋訳，日経BP社；2011）

　ミンツバーグは、マネジメントのあり方と組織形態、戦略策定プロセスの研究者で、現在も活躍中です。私は、**マネジメントを考える学習会でミンツバーグを知り、知ることで解放された感覚**をもっています。看護師や看護管理者にはまだあまり知られていない著者ですので、ここではミンツバーグの言葉を引用してご紹介したいと思います（**図Ⅲ-4**）。

○マネジメントは実践の行為：いつまでも幻想を追い求めるのはやめるべきだ。マネジメントはサイエンスでもなければ、専門技術でもない。マネジメントは実践の行為であり、主として経験を通じて習得される。したがって具体的な文脈と切り離すことができない（同書 p.14）。

○究極のジレンマ：マネジメントとは、単に一本の細いロープの上を歩くだけの一次元の綱渡りではない。さまざまな場所に張り渡してあるさまざまなロープの上を歩く、多次元の綱渡りなのだ（同書 p.299）。

リーダーシップ ＜ マネジメント

- **マネジメントは実践の行為**
  …主に経験を通じて習得される
- **究極のジレンマ**
  …1本の綱渡りではなく、多次元の綱渡り
- **振り返りの意図**
  …経験から学び、選択肢を検討し、別の選択肢を試す
- **統合の意図**
  …振り返りや分析に個人のエネルギーを統合する
- **リーダーシップ**
  …人々と自分が、かかわり、結び付き、サポートし合う

図Ⅲ-4 ミンツバーグの理論

○振り返りの意図：優れたマネジャーの中には、振り返りを重んじている人物がきわめて多かった。自分の経験から学び、さまざまな選択肢を検討し、ある選択肢がうまくいかなければ別の選択肢を試していた（同書 p.323）。

○統合の意図：マネジメントとは、振り返り、分析、広い視野、協働、積極行動の糸が織りなすタペストリー。そこにマネジャーの個人的なエネルギーが注入され、そのすべての要素が社会的に統合される（同書 p.337）。

○リーダーシップ：リーダーシップを過度に重んじれば、リーダー以外のすべての人を軽んじることとなる。その結果、リーダー以外の人々を無理強いして働かせなくてはならなくなり、コミュニティの中では協力し合おうとする人間の自然な性質を活用できなくなる。マネジメントを成功させるためには、人々をかかわらせ、自分自身がかかわること、人々を結びつかせ、自分自身が結びつくこと、人々をサポートし、自分自身がサポートされることが必要だ（同書 p.368）。

ミンツバーグの理論では、リーダーシップはマネジメントの一部であるとしているので、上記の5つの記述の中で重要なのはマネジメントということになります。そして、本書に紹介されている12の実践例には、この5つの記述が包含されていると思います。

5 『ベナー 看護ケアの臨床知―行動しつつ考えること，第2版』

（パトリシア・ベナーほか著，井上智子監訳，医学書院；2012）

ここでは、看護実践と看護管理を別ものとする考え方に対して、看護実践と看護管理を相補的な営みとしてとらえ、統合し、そのうえで看護管理者の実践やその果たすべき機能を考えてみたいと思います。

ベナーはご存知の方が多いと思います。看護師の使う理論知や実践知、臨床

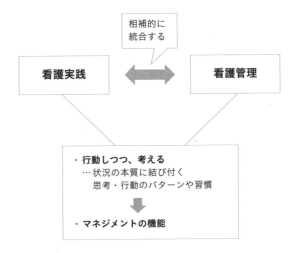

図Ⅲ-5 ベナーの理論からの示唆

知について多くの研究成果を公表しており、日本の看護師も影響を受けてきました。

この著書は、クリティカルケア領域で仕事をする看護師や教員、管理者や学生に向けて書かれているようです。しかし、どの領域の看護実践にも通じる汎用性の高い内容であると考えます（図Ⅲ-5）。

行動しつつ考えるということは、「患者や家族への対応や、有効なスタッフ配置、看護師やほかの医療従事者に早急に求められることなど状況の本質に結び付く思考・行動のパターンや習慣のことである」（同書p.4）という記述があります。これは、マネジメントの機能としてもとらえることができます。

おかれた状況の中で看護師が考える内容は多岐にわたり、マネジメントの要素や倫理的思考を包含していることを示しています。**看護師が行動しつつ考えることと、管理者が行動しつつ考えることは、状況の本質に結び付く思考・行動のパターン**であると思います。

管理者になって新たに経験や学びが始まるのではなく、看護学生や看護師の経験の中にその基盤が形成され、**看護実践の中にもマネジメントが存在する**ことを改めて考えてみたいと思います。

6 『臨床の知とは何か』
（中村雄二郎，岩波新書；1992）

20世紀は科学万能の時代ともいわれ、科学でなければ意味がないというような風潮でした。今でこそ、ここまで紹介してきたさまざまな理論の中で重要とされている「経験」ですが、当時は「経験でものを言ってはいけない」という意味合いで語られ、熟練看護師の実践への評価も全くというほどありませんで

した。**経験から学ぶこと、経験から蓄積される知について、確信をもって語ることができない時間を過ごした記憶があります。**

　私の研究のテーマは、「看護師の臨床の知」です。この研究の発端は、30年以上前に遡ります。最初に取り組んだのは、「看護婦の臨床判断の『構成要素と段階』と院内教育への提言」[3]という研究でした。30年前の研究ですが、このときの結果では、当時の**婦長と主任看護婦の臨床判断は、他の看護婦とは異なる卓越性**がありました。**次元の異なる臨床判断**でした。今から思うと、**倫理的な判断**でもありました。

　この研究を通して、私の中でも「経験」が色彩をもつようになったと思います。その後、大学院で取り組んだ博士論文のテーマは、「看護師が臨床で用いる『知』の特徴とその獲得過程に関する研究」(2003)でした。この研究の成果は、『看護師の臨床の知─看護職生涯発達学の視点から』[4]という書籍にしました。

　博士論文に取り組んだ際、私を支えた書籍が『臨床の知とは何か』でした。中村は、「科学の知」と「臨床の知」を対比させ、「臨床の知」は、〈演劇的知〉〈パトスの知〉〈南型の知〉という側面をもつと述べています(同書 p.10)。

　さらに「科学の知」は、「普遍主義」「論理主義」「客観主義」を構成原理としますが、「臨床の知」はそれに対応する「コスモロジー」「シンボリズム」「パフォーマンス」を構成原理とすると主張します(図Ⅲ-6)。

　コスモロジーとは、**場所や空間が異なれば異なる意味が存在する**ということです。シンボリズムとは、物事を、そのさまざまな側面から、一義的にではなく多義的にとらえ、表す立場です。したがって、シンボリズムとは、**事物には多くの側面と意味があるのを自覚的にとらえ、表現する**立場ということになります。パフォーマンスとは、ただ体を使い、体を動かして何かをやることではなく、何よりも、**行為する当人と、そこに立ち会う相手との間に相互作用、インタラクションが成立していなければならない**ということです。

　つまり臨床の知とは、個々の場合や場所を重視して深層の現実にかかわり、世界や他者がわれわれに示す隠された意味を相互行為のうちに読み取り、とら

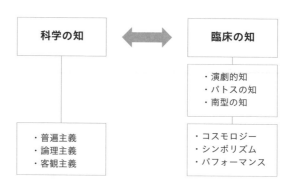

図Ⅲ-6 中村の理論

える働きをします。臨床の知とは、諸感覚の協働に基づく共通感覚的な知であり、直観と経験と類推の積み重ねから成り立っているものといえます（同書p.133-135）。科学の知とは異なる知だということです。

少々長い説明になりましたが、**看護実践や看護管理の実践は、サイエンス（科学）そのものではなく、サイエンスを知ったうえでの、人としての存在が問われる**ことだと考えています。

＊

ここまで、5人の先人の考えを、その著作を通して引用し、私の考えを示しました。

私は、これまでに看護管理者へのメッセージを2冊の著書にまとめました。1冊目は私の最初の著作で、『変革期の婦長学』[5]です。この本はもう出版されていませんが、リニューアルした著作が、『師長の臨床―省察しつつ実践する看護師は師長をめざす』[6]という書籍です。

一貫して根底にあるのは、「師長は看護師である」という前提です。経営学のいう効率性や人材育成という観点で師長の役割を果たすのではなく、どのようなときにも**看護学の指し示す原理に基づき、患者や家族の擁護者となるために組織内外の人々との信頼関係を築き、柔軟に忍耐強く、諦めずに実践を継続する**ことへのエールです。

現在、看護教育の場では、地域包括ケアの考え方が重要であると強調しています。これまで、病院の中で他の医療職者と協働して実践をしていた看護職が、地域の中で暮らす個人や家族をケアする時代に移行しています。すでに今回の実践例にも、地域における病院の機能としての退院支援看護師について書かれたものがありました。

退院後の生活をイメージできる看護師はまだ少数派かもしれません。しかし、現在、看護基礎教育に学ぶ学生は「地域・在宅看護論」を学び、実習も経験しています。このような新しい知識をもち、現場で仕事をする看護師たちのもつ知識や経験を活かしていただける看護管理者に期待しております。

引用文献
1）久保田祐歌：D・ショーンの「行為の中の省察」とデューイの「反省的思考」．名古屋大学哲学論集．2021；特別号：103-117.
2）大森文子・吉武香代子：婦長必携．医学書院；1969.
3）佐藤紀子：看護婦の臨床判断の「構成要素と段階」と院内教育への提言．看護．1989；41(4)：127-143.
4）佐藤紀子：看護師の臨床の知―看護職生涯発達学の視点から．医学書院；1993.
5）佐藤紀子：変革期の婦長学．医学書院；1999.
6）佐藤紀子：師長の臨床―省察しつつ実践する看護師は師長をめざす．医学書院；2016.

認定看護管理者について

認定看護管理者 (Certified Nurse Administrator) への道

認定看護管理者とは　本会認定看護管理者認定審査に合格し、管理者として優れた資質を持ち、創造的に組織を発展させることができる能力を有すると認められた者をいう。

認定システム

日本国の看護師免許を有すること

↓

看護師の免許取得後、実務経験が通算 5 年以上あること
そのうち通算 3 年以上は看護師長相当以上の看護管理の経験があること

↓

下記のいずれかの要件を満たすこと
【要件 1】認定看護管理者教育課程サードレベルを修了している者
【要件 2】看護管理に関連する学問領域の修士以上の学位を取得している者

認定看護管理者教育課程　　・ファーストレベル：105 時間
　　　　　　　　　　　　　・セカンドレベル：180 時間
　　　　　　　　　　　　　・サードレベル　：180 時間

認定看護管理者カリキュラム基準
https://nintei.nurse.or.jp/nursing/qualification/educ_inst_approval_cna#cna_curriculum

教育機関
https://nintei.nurse.or.jp/nursing/qualification/cna#educinst

↓

認定審査 (書類審査及び筆記試験)

認定審査
https://nintei.nurse.or.jp/nursing/qualification/probation_guide_cna#approval_probation

↓

認定看護管理者認定証交付・登録

認定看護管理者登録者一覧
総数 5,001 名 (2022 年 12 月末現在)
https://nintei.nurse.or.jp/certification/General/General/GCPP01LS/GCPP01LS.aspx?AspxAutoDetectCookieSupport=1

↓

5 年ごとに更新 (看護管理実践の実績と自己研鑽の実績等)

更新審査
https://nintei.nurse.or.jp/nursing/qualification/probation_guide_cna#update_probation

2022 年第 26 回認定審査から、認定看護管理者認定審査受験資格要件を変更しました。
https://nintei.nurse.or.jp/nursing/wp-content/uploads/2018/03/CNA_jyukensikakuyouken_v2.pdf

(日本看護協会ホームページより作成)

都道府県別認定看護管理者登録者数［5,001名］

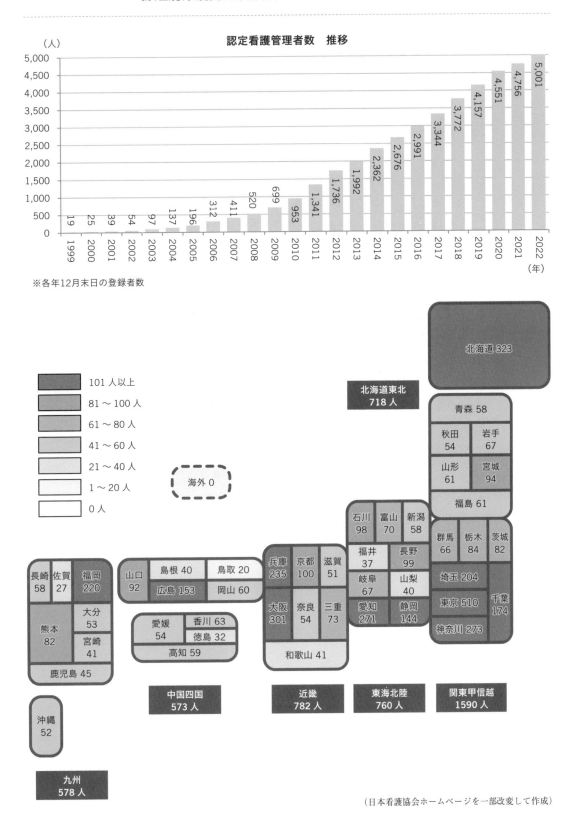

認定看護管理者数　推移

（人）

年	人数
1999	19
2000	25
2001	39
2002	54
2003	97
2004	137
2005	196
2006	312
2007	411
2008	520
2009	699
2010	953
2011	1,341
2012	1,736
2013	1,992
2014	2,362
2015	2,676
2016	2,991
2017	3,344
2018	3,772
2019	4,157
2020	4,551
2021	4,756
2022	5,001

※各年12月末日の登録者数

凡例
- 101人以上
- 81〜100人
- 61〜80人
- 41〜60人
- 21〜40人
- 1〜20人
- 0人

海外 0

北海道 323

北海道東北 718人
- 青森 58
- 秋田 54
- 岩手 67
- 山形 61
- 宮城 94
- 福島 61

関東甲信越 1590人
- 群馬 66
- 栃木 84
- 茨城 82
- 埼玉 204
- 東京 510
- 千葉 174
- 神奈川 273

東海北陸 760人
- 石川 98
- 富山 70
- 新潟 58
- 福井 37
- 長野 99
- 岐阜 67
- 山梨 40
- 愛知 271
- 静岡 144

近畿 782人
- 兵庫 235
- 京都 100
- 滋賀 51
- 大阪 301
- 奈良 54
- 三重 73
- 和歌山 41

中国四国 573人
- 山口 92
- 島根 40
- 鳥取 20
- 広島 153
- 岡山 60
- 愛媛 54
- 香川 63
- 徳島 32
- 高知 59

九州 578人
- 長崎 58
- 佐賀 27
- 福岡 220
- 大分 53
- 熊本 82
- 宮崎 41
- 鹿児島 45

沖縄 52

（日本看護協会ホームページを一部改変して作成）

135

おわりに

　本書の最後に、佐藤エキ子さんとの「出会い」について書きたいと思います。

　2022年春、日本看護協会出版会からお話をいただき、本書の編集に携わることになりました。企画の内容に大きな関心をもったことはもちろんですが、私にとっては、エキ子さんと一緒に仕事をする幸運に恵まれた、と思いました。

　エキ子さんとは、30年ほど前になるでしょうか、日本看護学教育学会や日本看護管理学会で出会いました。当時から、エキ子さんは臨床家で（臨床家という表現は、エキ子さんにぴったりです）、立ち居振る舞いが素敵でした。
　さまざまな学会活動では、常に新しい視点を発信してくださいましたし、経験に根差した信念をお持ちでした。

　今回の仕事を通して、そうしたことを振り返ると、私たちはこれまで、ともに「経験」を大切にしてきたことを確認できました。

　本書を手に取ってくださった皆様も、これまで仕事を通して多くの「出会い」や「経験」があったでしょう。そして、それはこれからも、続くと思います。
　組織を超えた「出会い」や、仕事を通した「経験」を、どうぞ大切にしていただきたいと思います。

2023年2月

佐藤紀子

● **日本看護協会出版会**
メールインフォメーション会員募集
新刊、オンライン研修などの最新情報や、好評書籍の
プレゼント情報をいち早くメールでお届けします。

看護師長・主任が育つ
個人の成長がみえる 12 の実践事例

2023 年 3 月 10 日　第 1 版第 1 刷発行

〈検印省略〉

編　著	佐藤エキ子・佐藤紀子	
発　行	株式会社 日本看護協会出版会	

〒150-0001 東京都渋谷区神宮前 5-8-2　日本看護協会ビル 4 階
〈注文・問合せ／書店窓口〉TEL/0436-23-3271　FAX/0436-23-3272
〈編集〉TEL/03-5319-7171
https://www.jnapc.co.jp

装　丁	齋藤久美子	
印　刷	株式会社 フクイン	